T0193303

essentials

essentials liefern aktuelles Wissen in konzentrierter Form. Die Essenz dessen, worauf es als „State-of-the-Art" in der gegenwärtigen Fachdiskussion oder in der Praxis ankommt. *essentials* informieren schnell, unkompliziert und verständlich

- als Einführung in ein aktuelles Thema aus Ihrem Fachgebiet
- als Einstieg in ein für Sie noch unbekanntes Themenfeld
- als Einblick, um zum Thema mitreden zu können

Die Bücher in elektronischer und gedruckter Form bringen das Fachwissen von Springerautor*innen kompakt zur Darstellung. Sie sind besonders für die Nutzung als eBook auf Tablet-PCs, eBook-Readern und Smartphones geeignet. *essentials* sind Wissensbausteine aus den Wirtschafts-, Sozial- und Geisteswissenschaften, aus Technik und Naturwissenschaften sowie aus Medizin, Psychologie und Gesundheitsberufen. Von renommierten Autor*innen aller Springer-Verlagsmarken.

Marcus Hellwig

Das probabilistische SIR-Modell (PSIR) im Pandemieprozess

Projektmanagement in der Vorsorge und der Begleitung

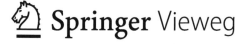

Marcus Hellwig
Lautertal, Deutschland

ISSN 2197-6708 ISSN 2197-6716 (electronic)
essentials
ISBN 978-3-658-39595-7 ISBN 978-3-658-39596-4 (eBook)
https://doi.org/10.1007/978-3-658-39596-4

Die Deutsche Nationalbibliothek verzeichnet diese Publikation in der Deutschen Nationalbibliografie; detaillierte bibliografische Daten sind im Internet über http://dnb.d-nb.de abrufbar.

© Der/die Herausgeber bzw. der/die Autor(en), exklusiv lizenziert an Springer Fachmedien Wiesbaden GmbH, ein Teil von Springer Nature 2022
Das Werk einschließlich aller seiner Teile ist urheberrechtlich geschützt. Jede Verwertung, die nicht ausdrücklich vom Urheberrechtsgesetz zugelassen ist, bedarf der vorherigen Zustimmung des Verlags. Das gilt insbesondere für Vervielfältigungen, Bearbeitungen, Übersetzungen, Mikroverfilmungen und die Einspeicherung und Verarbeitung in elektronischen Systemen.
Die Wiedergabe von allgemein beschreibenden Bezeichnungen, Marken, Unternehmensnamen etc. in diesem Werk bedeutet nicht, dass diese frei durch jedermann benutzt werden dürfen. Die Berechtigung zur Benutzung unterliegt, auch ohne gesonderten Hinweis hierzu, den Regeln des Markenrechts. Die Rechte des jeweiligen Zeicheninhabers sind zu beachten.
Der Verlag, die Autoren und die Herausgeber gehen davon aus, dass die Angaben und Informationen in diesem Werk zum Zeitpunkt der Veröffentlichung vollständig und korrekt sind. Weder der Verlag, noch die Autoren oder die Herausgeber übernehmen, ausdrücklich oder implizit, Gewähr für den Inhalt des Werkes, etwaige Fehler oder Äußerungen. Der Verlag bleibt im Hinblick auf geografische Zuordnungen und Gebietsbezeichnungen in veröffentlichten Karten und Institutionsadressen neutral.

Planung/Lektorat: Reinhard Dapper
Springer Vieweg ist ein Imprint der eingetragenen Gesellschaft Springer Fachmedien Wiesbaden GmbH und ist ein Teil von Springer Nature.
Die Anschrift der Gesellschaft ist: Abraham-Lincoln-Str. 46, 65189 Wiesbaden, Germany

Was Sie in diesem *essential* finden können

- Der vergangene Pandemie-Prozess hat gezeigt, dass vorsorgliche Maßnahmen für das COVID-Virus-Geschehen aufgrund seines zunächst unbekannten Verhaltens nicht immer durchzuführen waren.
- Erst nach dem Erfassen der Eigenschaften der Varianten, die sich aus dem „System COVID -19" entwickelten und seiner Ausbreitungsqualität wurde ersichtlich, wie infektiös die jeweilige Variante war.
- Vorsorge- Behandlungs- und Nachsorgemaßnahmen, die für einen Typus durchdacht, geplant und durchgeführt wurden hatten in der Folge nicht immer den gewünschten Infektions-Vermeidungseffekt.
- Aus der Erfahrung, welche die Pandemie-Prozesse provozierten, wurden die Maßnahmen hergeleitet, die für zukünftige Pandemie-Prozesse vorsorglich wirksam sein sollen.
- Vorsorgliche Maßnahmen müssen in einer zeitlichen Abfolge und einem Mengengerüst dargestellt werden. Wurden bisher die Fallzahlen in Zeit und Anzahl statistisch erfasst und dargestellt, so mögen auch alle Präventionsmaßnahmen statistisch-vorsorglich dargestellt sein.
- Dabei soll das probabilistische SIR – Modell (PSIR) durch Anwendung unterstützend wirken, wenn es um die Planung von Vorsorgeprozessen geht.

Vorwort

Gemäß allen Erkenntnissen, die im COVID – Prozess erfahren wurden, bleibt eine wesentliche erhalten:

„Das Virus bleibt ein ständiger Begleiter".

Im Gegensatz zu regelmäßig auftretenden Infektionsprozessen nimmt der einer COVID – Infektion einen andersartigen Verlauf ein. Dieser ist gekennzeichnet durch eine Dynamik, die abweichend von herkömmlichen, bekannten Prozessen dadurch abweicht, dass die Verursacher der Prozesse ihre Identität wechseln und entsprechende Varianten entwickeln. Daher ist ein vorsorgliches Infektionsmanagement – unterstützt durch statistisch-probabilistische Analysen – wichtig für eine vorsorgliches Vermeidungs-Management der Ressourcen und der Infrastruktur für die „Wellen vor der Welle".

Marcus Hellwig,
Gadernheim/Odw.
Deutschland

Danksagung

Hiermit danke ich Herrn Edward Brown, United States Department of Health and Human Services herzlichst für seine Idee, das SIR- Modell durch eine Wahrscheinlichkeitsdichte Eqb als Ersatz für die Komponente $I(t)$ der Differentialgleichung zu ergänzen.

Diese Arbeit wurde erstellt mit der exzellenten Software Microsoft Office, die Übersetzungen in die englische Sprache erfolgte hauptsächlich durch dem Google – Übersetzer mit nachfolgenden Feinkorrekturen.

Inhaltsverzeichnis

Anlass, aus einem Leserbrief hergeleitet

1

Der Pandemieprozess wurde von der Bevölkerung unterschiedlich empfunden. Entsprechend differenziert waren die Befürchtungen und Verhaltensweisen insbesondere auch derjenigen, die mit der dauerhaften Unwegsamkeit nicht umgehen konnten.

Entgegnungen auf einen Leserbrief mögen helfen, den Vermeidungsprozess durch Verhaltensweisen zu unterstützen.

„Was in Deutschland und in der Welt abgeht ist seit dem ersten Tag, dem Beginn des Corona-Infektionsgeschehens reiner Wahnsinn" – dem wir begegnen können, wenn:

- alle zügig und durchgängig dagegen handeln,
- alle auf eigene Freiheit verzichten und der Pflicht folgen, andere vor Infektion zu bewahren.

„Es macht unglücklich und bedrückend, wenn eine Infektionswelle die Bevölkerung sehr lange aushalten muss" – der wir begegnen können, wenn:

- wir frühzeitig erkennen können welcher Art die Infektion ist,
- wir rechtzeitig eine Gegenwehr entwickeln können,
- die Gegenwehr dem menschlichen Organismus mitteilen können,
- die Beobachtung der Gegenwehr darauf schließen lässt, dass sie erfolgreich ist.

„Es müssen sich selbst geimpfte noch dauerhaft auf der Arbeitsstelle täglich testen lassen" – dem wir begegnen können, wenn:

© Der/die Autor(en), exklusiv lizenziert an Springer Fachmedien Wiesbaden GmbH, ein Teil von Springer Nature 2022
M. Hellwig, *Das probabilistische SIR-Modell (PSIR) im Pandemieprozess*, essentials, https://doi.org/10.1007/978-3-658-39596-4_1

- wir alle Regeln befolgen, die wirksam sind, sodass Folgeinfektionen vermieden werden.

Denn die Virus-Familie namens COVID hat mit unserem Verhalten vieles gemeinsam, sie handelt wie folgt:

„Entdecke die Möglichkeiten"
„Nutze die Gelegenheiten"
„Handle gemäß Erfolg"

„Die Risiken, die daraus resultieren, sich impfen zu lassen müssen wir in Kauf nehmen" – denen wir begegnen können, wenn:

- wir das Verhältnis von meinem Risiko in Beziehung setzen zu unserem Risiko, nach dem Motto;

  „Einer für Alle, Alle für Einen",

- auf das „Ich" verzichtet wird und statt dessen das „Wir" wichtiger wird,
- in vernünftigem Verhältnis betrachtet wird: das Verhältnis des Risikos der Zahl der Nebenwirkungen zu der Zahl des erfolgreichen Vermeidens der Verbreitung des Virus.

„Den Intensivstationen fehlen personelle Kapazitäten" – deren Anpassung wir begegnen können, wenn:

- wir aus den Beobachtungen der Art und Weise der Vervielfältigung in anderen Ländern lernen und den Erkenntnissen der Beobachter Folge leisten (Personalbedarf, Bettenkapazitäten),
- dem Werk der Pflegenden höhere – vertraglich gesicherte – Bezahlung zuweisen und dadurch höhere Anziehungskraft für die Berufsergreifung erzielen.

„Die Gesellschaft durch Angst spalten" – der wir dadurch begegnen, wenn:

- die Mehrheit der gemeinschaftlich handelnden Bevölkerung die Minderheit der für sich allein handelnden gegenüberstellen,
- die Mehrheit durch Vorbild und Überleben – die Minderheit vom erfolgreichen Handeln überzeugt,
- die Politik durch vorsorgliche, frühzeitige, sorgfältige, bundeseinheitliche Vorgaben für Sicherheit in den Handlungsvorgaben sorgt.

„Sollte eine Impfpflicht kommen so wäre es das Ende der Demokratie, denn das Medikament ist noch nicht genügend getestet" – dem wir dadurch begegnen können, wenn:

- wir bereits beobachtet haben, wie erfolgreich durchgängiges Testen und die Anpassung an die Ergebnisse in anderen Staaten erfolgreich/erfolglos wirken,
- wir akzeptieren, dass eine Demokratie – also die Herrschaft des Volkes – auch immer abhängig ist von ihrem eigenen, gemeinsamen Handeln.
- wieder gilt „Einer für Alle, Alle für Einen"

„Es ist bekannt, dass herstellerabhängige Vakzine nur 4 bis 7 Monate wirksam sind und Patienten werden durch nachfolgende Impfungen nicht gesünder". – dem können wir aus derzeitiger Sicht:

- zur Zeit noch nicht mit Medikamenten entgegen wirken, sie befinden sich in Entwicklung,
- nur mit angepassten zusätzlichen Impfungen auf das veränderliche Virus und seiner Familie reagieren, denn für dieses gilt der Grundsatz:
  „Entdecke die Möglichkeiten"
  „Nutze die Gelegenheiten"
  „Handle gemäß Erfolg"

„Die Schweden hatten keinen Lockdown und sind auch nicht ausgestorben"- dem Aussterben der in der Bundesrepublik lebenden Gemeinschaft kann entgegen gewirkt werden indem:

- die Dauer des Infektionsgeschehens dazu genutzt wird nach Nachkommen zu zeugen, die das Wissen und dem damit verbundenen Erfolg oder das Unwissen oder dem damit verbundenen Misserfolg – der vorangegangenen Generation werten und danach handeln,
- die jetzige Bevölkerung unseres so kostbaren Heimatlandes den Weisungen der Wissenden folgt – dazu gehören alle diejenigen die Wissen schaffen, die ihr Wissen in die Schulen tragen, in die Handwerksbetriebe, in die Industrie, in die Hochschulen aller Fachbereiche,
- dem Faktencheck zu Schweden seit dem Anbeginn der Welle in Schweden Rechnung zu tragen, dem Faktencheck der USA Rechnung zu tragen, dem aller europäischer Staaten, und, wenn schon ein Vergleich herhalten soll, zu den Staaten, die eben nicht in der Lage waren die Bevölkerung mit Impfmitteln zu versorgen.

„Menschen immunisieren sich, in dem sie mit dem Erreger Kontakt aufnehmen"
– es sei denn:

- sie vermeiden den Kontakt mit Erregern,
- ihre Immunabwehr kennt den Erreger nicht und auch nicht sein Verhalten in der Eigenvervielfältigung in den verschiedenen Organen, (dazu Hinweis: als die ersten europäischen Seefahrer um 1500 Südamerika besiedelten, erzeugten sie dort eine tödliche Pandemie durch Erkältungsviren).
- COVID-Erreger folgen nicht ihrem Auftrag zur Vermehrung. Dazu gibt es einen der Erkenntnis folgenden Unterschied zu Grippeviren: COVID Viren mutieren und folgen einer durchaus menschlicher Abfolge, wie bereits zuvor aufgeführt:
  „Entdecke die Möglichkeiten"
  „Nutze die Gelegenheiten"
  „Handle gemäß Erfolg".

„Die Regierung ist borniert oder berechnend, die wahren Hintergründe kennen wir nicht". – dem können wir entgegen wirken, indem wir:

- durch eigenes, umsichtiges Verhalten der Verbreitung der Virusfamilie und ihrem Verbreitungszwang die Wege in unseren Organismus versperren,
- dem Verbreitungszwang der Virusfamilie die Verbreitung durch körpereigenes Gegenwehrtraining ermöglichen,
- die Verbreitung der Virusfamilie dadurch verhindern, dass wie sie als Feinde sofort erkennen.

„Die Menschen haben es satt, wenn es so weiter geht". Dem „so weitergehen" werden wir entgegenwirken in dem:

- wir genau das entgegensetzen, was die Virusfamilie tut:
  „Entdecke die Möglichkeiten"
  „Nutze die Gelegenheiten"
  „Handle gemäß Erfolg"
  … und das mit Hilfe der Wissenschaffenden, den Steuerleuten, den Virologen, allen Pflegenden und Ärzten, Hausärzten, Impfzentren, Pfarreien, Künstler, Schulen, Kindergärten, Kindertagesstätten, Betrieben, Veranstaltern…und mit uns selbst!

Ein vollständiges Ende der Pandemie ist nicht in Sicht. Wir haben das Virus in die Freiheit entlassen und es liegt an der Gesamtheit der Bevölkerung auf diesem Planeten dem Verbreitungszwang der Virusfamilie Einhalt zu gebieten – und das durch:

- Verzicht auf die eigene Freiheit zugunsten der Pflicht andere zu schützen, insbesondere diejenigen, die infolge der hohen Anzahl der infizierten COVID-Nicht-Geimpften um ein Intensivbett kämpfen müssen und der damit verbundenen „gottähnlichen Entscheidung" der Ärzte, die damit über Tod oder Leben des einen oder anderen gebieten.

  Unsere Pflicht als die Älteren, Weisen, Wissenden ist die Verpflichtung zur Einhaltung aller Maßnahmen um die aktuelle „Welle" zu brechen und eine „5. Welle" zugunsten unserer Kinder und Kindeskinder zu vermeiden.

Hierzu sei zitiert: United States Department of Health and Human Services, Edward G. Brown:

„Frühzeitige Behandlung, Prophylaxe-Maßnahmen und bessere Tests gehören zu den wichtigsten Dingen, die zu Beginn eines Ausbruchs getan werden sollten. Darüber hinaus muss das neue Virus natürlich identifiziert und profiliert werden, damit all diese Dinge so schnell wie möglich passieren müssen. Aus meiner Sicht sollte die Impfung das Letzte sein, und nur nach ordnungsgemäßen Wirksamkeits- und Sicherheitsstudien sollte dort nichts überstürzt werden"

Zielsetzungen

2

Infektionsverläufe können mit dem SIR-Modell, einer Gruppe von drei Differentialgleichungen beschrieben werden. Es soll ein Verfahren vorgestellt werden, welches das Modell mit einer probabilistischen Komponente unterstützt, derart, dass ein Teil des Gleichungssystems durch eine Wahrscheinlichkeitsdichte ersetzt wird. Dazu gehört die Anwendung der Stichprobenanalyse mit dem Ziel aus den gewonnenen Ergebnissen auf die Grundgesamtheit – die den Charakter des Prozesses offenbart – schließen zu können. Dazu werden Datenerhebungen notwendig, die auf die charakteristischen Eigenschaften eines Prozesses hinweisen, wenn man ihn dadurch analysiert, in dem man statistische Kennzahlen aus den Stichprobenzahlen gewinnt, die in Häufigkeitstabellen- oder – in Grafiken ihre Werte offenbaren. Diese Kennzahlen, auch Parameter genannt, sind die Grundlage für eine theoretische Betrachtung der Zukunft eines Prozesses, die in einer Dichtefunktion der Häufigkeitsverteilung gegenübergestellt werden kann. Die weitaus am häufigsten genutzte Funktion ist die Gauss' sche Normalverteilung, wenn es darum geht die Streuung von Messwerten, also diejenigen Messwerte zu beschreiben, die Infektionserhebungen liefern.

Der folgende Beitrag beschäftigt sich mit der Verwendung einer Dichtefunktion Eqb Abb. 2.1b, deren Parameterwerte aus Testdaten generiert werden als Ersatz für den Verlauf von I(t) der Zahl der ansteckenden Infizierten (infectious individuals) in einem SIR Modell, Abb. 2.1a.

Dabei werden folgende Schritte vollzogen, die sich in den folgenden Kapitel wieder finden:

1. Das SIR Modell bleibt die Grundlage für ein künftig verändertes Modell.
2. Die „Infektionskurve" I(t) wird ersetzt durch die Eqb – Dichtefunktion.

© Der/die Autor(en), exklusiv lizenziert an Springer Fachmedien Wiesbaden GmbH, ein Teil von Springer Nature 2022
M. Hellwig, *Das probabilistische SIR-Modell (PSIR) im Pandemieprozess*, essentials, https://doi.org/10.1007/978-3-658-39596-4_2

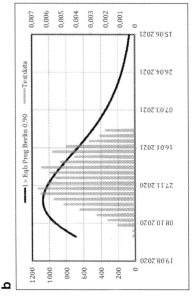

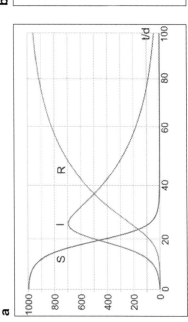

Abb. 2.1 **a** https://upload.wikimedia.org/wikipedia/commons/b/bd/SIR-Modell.svg **b** Häufigkeitsverteilung und Dichte Eqb
Bildrechte: https://de.wikipedia.org/wiki/SIR-Modell

3. Die Grundlage für die Eqb – Dichte sind die Testreihenergbnisse als Datensatz der Häufigkeit der I(t) aus denen die Parameter hergeleitet werden, welche die „Formgebung" der Funktion beeinflussen.

4. Die Testdaten werden maßgeblich beeinflusst durch den Wochentag an dem die Erhebungen stattfanden. Daher besteht zwischen den Werten der Dichtefunktion und den Häufigkeitddaten ein „grafischer Unterschied", der dadurch angepasst werden kann, dass die Gauss´sche Methode der „kleinsten Quadrate" angewendet werden soll, um mit der Wahl eines Wochentags die plausibelsten Parameter herzuleiten, die dann in der Dichte zum Tragen kommen.

5. Da die Häufigkeitsverteilung gekoppelt ist an die Mengen in Verbindung mit dem Zeitverlauf kann auf eine gemeisame Aussage geschlossen werden, sodass aus dem Verlauf der Dichtewerte aus Eqb auf die Zukunft der Entwicklung der Häufigkeitsverteilung entlang der Zeitskala geschlossen werden kann.

6. Da die Häufigkeiten je nach Verhalten der Population über die Zeit hin „wellenförmig" verläuft, ist festzustellen, wann die Steigung der Häufigkeitsverteilung zwischen zeitlichen Intervallen zu- oder abnimmt, denn dann ist angesagt, den Startpunkt der Beobachtung und Analyse neu anzusetzen.

7. Aus einem Intervall – Logarithmus kann auf den Exponenten der der Funktion und damit auf die zukünftige Entwicklung der Häufigkeitsverteilung geschlossen werden und damit auf den Verlauf künftiger Prozesse.

8. Eine dem Anfang des Prozessbeginns vorgelagerte Verschiebung der Summenbildung der Eqb – vor den Beginn eines Infektionsprozesses – möge dazu beitragen zu Erkennen, wie eine Population vor dem Einfluss eines Infektionsgeschehens hätte vorbereitet werden können.

9. Die Nutzung der vorgenannten Schritte führe dazu, dass eine frühzeitige Planung von Maßnahmen möglich ist.

Die bisher beschriebenen SIR Modelle und deren Derivate basieren auf dem Verhältnis eines hypothetischen Zusammenhangs zwischen Diffentialfunktionen.

Der Ersatz des Zusammenhangs zwischen I (Infiziere), S (Ansteckbare) und R (Genesene) durch $S' = S(-\beta I)$, für b als Ansteckfaktor sei $S' = S(-\beta p(I))$, für p der prozentuale Anteil aus der Dichte (siehe auch: Kermack-McKendrick Model – from Wolfram MathWorld).

Diese Arbeit enthält Vorschläge, wie das bestehende SIR-Modell als probabilistisches PSIR-Modell unter Verwendung der Equibalancedistribution – einer neuen Wahrscheinlichkeitsdichte, die Schiefe und Kurtosis berücksichtigt – angewendet werden kann.

SIR Modell als Grundlage für ein probabilistisches Modell

3

3.1 Bedingungen des Modells

Gehen wir von einer Infektion aus, werden folgende Mengenbegriffe (Mengenbegriff für Populationen) verwendet:

- Menge an infektiösen, anfälligen (S), engl. Suczesibles
- Menge an Infizierten, Infektiösen (I), engl. Infectibles
- Menge zurückgewonnener, zurückbehaltener (R), engl. Recovered

Aus diesen Populationen leitet sich das SIR-Modell ab. Es basiert auf dem Kontext und der Annahme, dass der Infektionsprozess innerhalb eines Zeitraums so abläuft:

- Die Zahl der Infizierten (I) beeinflusst die Zahl der Infizierten (S) und der Genesenen (R).

Dies kommt in der folgenden Grafik, Abb. 3.1, zum Ausdruck.

Das folgende Kapitel stellt dar, dass Testdatenerhebungen und anschließende statistisch-probabilistische Berechnungen einem „wahrhaftigen" Verlauf eines Infektionsprozesses immer dann „sehr nahe" kommen, wenn Häufigkeitsdichte und Funktionswerte über eine Regressionsanalyse auf Übereinstimmung hinweisen. Dann kann daraus auf einen zukünftigen Verlauf hergeleitet werden und es kann damit die Grundlage bieten für die Planung von Vorsorgemaßnahmen gelegt werden. Dazu wird dargestellt, dass es grundsätzliche Unterschiede zwischen

- einem mathematischen Satz, der „auf ewig" gültig ist

© Der/die Autor(en), exklusiv lizenziert an Springer Fachmedien Wiesbaden   11
GmbH, ein Teil von Springer Nature 2022
M. Hellwig, *Das probabilistische SIR-Modell (PSIR) im Pandemieprozess*,
essentials, https://doi.org/10.1007/978-3-658-39596-4_3

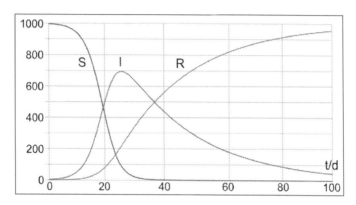

Abb 3.1　SIR-Modell

- einer statistisch-probabilistischen Aussage, die immer einer Prüfung auf Übereinstimmung aus Theorie und Praxis bedarf.

Dazu sei das nachfolgende Kapitel aufgeführt.

3.2　Wahrscheinlichkeit/mathematischer Satz

Zur Ermittlung des künftigen Geschehens von Ereignissen die statistisch erhoben werden kann die Probabilistik Aussagen treffen. Dazu sind Messungen notwendig, die einerseits die Grundlage für die Startbedingungen der Probabilistik stellen, als auch die Grundlage für eine kontinuierliche Prognose liefern. Wenn Wissenschaftler versuchen die Wahrheit zu finden – im Sinne von – 100 %iger Gewissheit – werden sie scheitern. Es wird zu jeder Zeit einen Unterschied zwischen der mathematischen und der statistischen Wahrheit geben. Eine mathematische Wahrheit wird als mathematischer Beweis definiert. Eine statistische Wahrheit, für die niemals einen Beweis in mathematischer Sicht gefunden werden kann, gilt nur als Vergleich von Stichproben einer Reihe von Versuchswerten mit einer theoretischen Dichtefunktion, die immer von der Menge der Versuche abhängt, die erhoben wurden. Die Antwort lautet also letztendlich: Einerseits wird mit der Stärke eines deterministischen Algorithmus im mathematischen Sinne agiert, andererseits wird eine Datenmenge im statistischen Sinne unter Verwendung einer Funktion wie der Dichteverteilung zur Näherung an eine Wahrheit ausgewertet. In Verbindung mit den vorangegangenen Ausführungen wird

Abb. 3.2 Beweis des
Satzes von Pythagoras

Satz des Pythagoras
Zahlenbeispiel zum Beweis

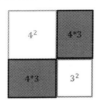

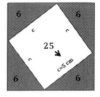

49 cm² - 24 cm² = 25 cm²   49 cm² - 24 cm² = 25 cm²

$$\sqrt{25cm^2} = 5\ cm$$

darauf hingewiesen, dass diese Arbeit ausschließlich statistisch- probabilistische Aussagen macht, Einflüsse anderer Fachgebiete sind nicht berücksichtigt. Ein Beispiel für die Erarbeitung einer mathematischen Wahrheit ist der Beweis des Satz des Pythagoras (Abb. 3.2). Die oft publizierte ist diese grafische Darstellung eines Zahlenbeweises in dem die Wahrheit durch einen zwingenden Logikfall herbeigeführt wird.

Demgegenüber steht die statistisch-probabilistische Wahrheitsfindung, die Näherung an eine Übereinstimmung von Verhältnissen durch einen Regressionstest, der durch die Methode der kleinsten Quadrate herbeigeführt wird. Diese Methode wird im weiteren Verlauf der Gegenüberstellung der Häufigkeitswerte von Infektionswerten und den Wahrscheinlichkeitswerten (Abb. 3.3a, b) aus der Equibalancedistribution verwendet. Die prozentuale Höhe des ermittelten Bestimmtheitsmaßes ist daher als Näherungswert zur Übereinstimmung zu betrachten.

3.3   Ersatz der Infektionsrate I(t) des SIR Modell durch die Eqb-Funktion

Die Infektionsrate der Gruppe I(t) des SIR –Modells in SIR-Modell – Wikipedia beschrieben ist möge ersetzt werden durch die Parameterwerte aus einer Häufigkeitsverteilung, die aus einer zeitlichen Erhebung, einer Stichprobe stammen. Es sind die Parameter Maximum, Streuung, Schiefe und Kurtosis, Abb. 3.4.

Es entwickeln sich daraus die Funktionen:

$$I(t) = Eqb(t = x; \sigma, max, r, \kappa) * N(gesamt)$$

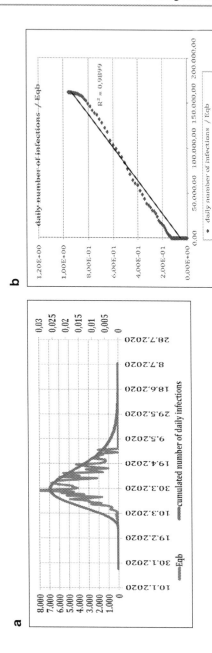

Abb. 3.3 **a** Frequenzwerte – Wahrscheinlichkeitswerte, **b** Methode der kleinsten Quadrate

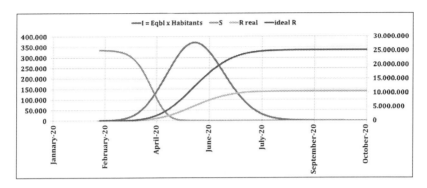

Abb. 3.4 Häufigkeit/Dichte

$$S(t) = N - Eqb(t = x; \sigma, max, r, \kappa)$$

Eine Funktion für R(t) entwickelt sich separat aus den Parameterwerten aus der Häufigkeit der Genesenenzahlen:

$$R(t) = Eqb(t = x; \sigma, max, r, \kappa) * N(Genesen)$$

3.4 Vorabklärung

Entsprechend daraus werden die Funktionswerte für S und R ermittelt, die dann in dem Zusammenhang zwischen SIR und Eqb Dichte folgende Übersicht bilden, Abb. 3.5a,b,c.

3.5 Nutzung von Datenbeständen

Die Erhebung von Daten erfolgt über zentrale Einrichtungen, die dann Einträge in ein Register vornehmen, wenn eine personenbezogene Infektion nachweislich erfolgt ist. Der entsprechenden Datensatz heißt „Fallzahlen", der für einen vereinbarten Bezirk mit einer definierten Population festgelegt ist. Das sind in der Bundesrepublik Deutschland die Länder und deren Unterteilung in Landkreise.

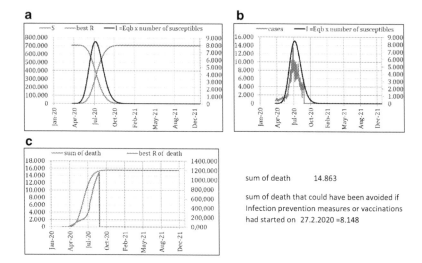

Abb. 3.5 **a** Zusammenstellung der Verläufe S, best R und I x Eqb, **b** Fälle, I x Eqb, **c** Summe Todesfälle, bester R Verlauf der Vermeidung von Todesfällen

Jeder täglich erfasste Datensatz wird einer zentralen Stelle zugeleitet, die entsprechend einem Regelwerk Maßnahmen empfiehlt, die der Eindämmung des Prozesses „Infektion" dienen soll.

Diese Datenbestände sind öffentlich zugänglich und werden bei den nachfolgenden Ausführungen genutzt. Die Anzahlen der erhobenen Daten ist groß genug, um daraus über statistische Methoden – Stichprobenprüfung – Aussagen treffen zu können, wie sich das „System" – Virus in seiner Ausbreitung auf eine Grundgesamtheit verhalten wird.

Einstieg: Betrachtung eines Infektionsintervalls für ein Bundesland

Zum Einstieg in die folgenden Kapitel sei dargestellt wie eine erste „Welle" eines Pandemieprozesses in Häufigkeitsverteilung, Dichteverlauf, Inzidenzprognose, Fallzahlenprognose, Exponent dargestellt werden kann (Abb. 4.1).

Aus den Messwerten, die sich aus den Statistiken der intervallmäßigen Erhebungen ergeben, lassen sich die Parameterwerte ermitteln, die für eine Dichtefunktion notwendig sind. Die Intervallbetrachtung beginnt mit der Festlegung einer Bezugsgrafik, die sich aus der Häufigkeitsverteilung eines anfänglich betrachteten Initialintervalls ergibt. Dabei werden die vier Parameter Maximum, Streuwert, Schiefe und Kurtosis an die Dichtefunktion übergeben. Sie verweist über ihren Verlauf auf die zu erwartende zahlenmäßige Entwicklung des Prozesses – in diesem Fall der COVID – 19 Infektionsprozess beginnend mit dem Monat März 2020.

Exponentieller Anstieg

Über die Ermittlung eines 7 – Tage Logarithmus kann auf den Exponenten der Entwicklung geschlossen werden, der seinerseits alle weiteren Prozessabhängigen in Zukunft beeinflusst. Dazu gehört die Inzidenz als auch Zunahme oder Abnahme der Fallzahlen.

Regression, Bestimmtheitsmaß

Wird der Prozess über die Zeit in weiteren Folgeintervallen beobachtet, stellt sich bald heraus, dass, bedingt durch das wechselhafte Zahlenverhältnis in den ermittelten Häufigkeiten, Schwankungen in den Testdaten auftreten, die womöglich durch den Wochentag an dem die Datenlage bekannt gegeben wurde beeinflusst wird, Dadurch muss geprüft werden, in welchem besten Verhältnis die Häufigkeitsverteilung zur Wahrscheinlichkeitsdichte steht. Eine Verwendung der Regressionsanalyse gemäß Gauss' scher Ausführung gibt daher Auskunft über die Übereinstimmung,

© Der/die Autor(en), exklusiv lizenziert an Springer Fachmedien Wiesbaden GmbH, ein Teil von Springer Nature 2022

M. Hellwig, *Das probabilistische SIR-Modell (PSIR) im Pandemieprozess*, essentials, https://doi.org/10.1007/978-3-658-39596-4_4

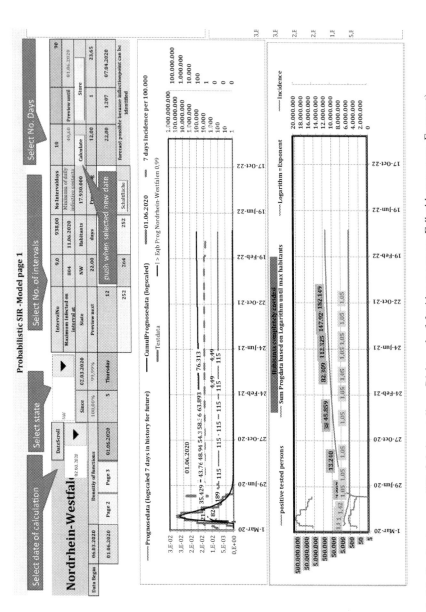

Abb. 4.1 Pandemieprozess (Häufigkeitsverteilung, Dichteverlauf, Inzidenzprognose, Fallzahlenprognose, Exponent)

wenn die Wahl der Wochentage dazu führt dass das Bestimmtheitsmaß nahe bei 1 liegt.

Schiefe und Steigungsmaß
Es zeigt sich aber auch, dass es sinnvoll ist, die Steigungsrate von Intervall zu Folge-intervall zu beachten, denn es mag ein kurzfristiger Anstieg der Fallzahlen anstehen. Diesen vorauszusehen gelingt nicht offensichtlich über die Häufigkeitsverteilung, womöglich aber durch die Verfolgung des Steigungsmaßes und der Schiefe der Dichte von Initialintervall über Folgeintervalle. Es zeigt sich, dass der Startzeitpunkt des Initialintervalls dann angepasst werden muss, wenn die Lagen von Schiefe und Steigungsmaß sich verhalten wie zwischen Folgeintervall 5 und Folgeintervall 6 dargestellt.

Lageparameter
Es ist offensichtlich klar, dass alle Lageparameter, also Maximum, Streuung, Schiefe und Kurtosis mit in die Beobachtung gezogen werden müssen, denn ihre Wert bestimmen letzt- und endlich die Entscheidung, wie der weitere Verlauf eines Prozessgeschehens sei.

4.1   Erreichen der Sättigung/Durchseuchung

Wenn aus der vorangegangenen Grafik hergeleitet werden kann, dass der Pande-mieprozess fallenden Charakter zeigt, so kann unter Beobachtung des Exponenten hergeleitet werden, wann der Anstieg der Häufigkeit so steil ist, dass in der Folge eine Infektionssättigung der Anzahl der Bewohner der jeweiligen Region zu rech-nen ist (Abb. 4.2). Damit ist gemeint, dass die Anzahl der ermittelten Fallzahlen identisch ist mit der Größe der Population der Region in der erfasst wurde.

Der begleitende Exponent kann aus einem erfassten Intervall aus dem entsprechenden gemittelten Logarithmus errechnet werden.

Er bekundet den zukünftigen Verlauf des Prozesses unter der Bedingung, dass sich an der aktuellen Steigungsrate nichts ändert. Eine Prognose für einen zukünftigen Verlauf kann nur in Abhängigkeit aus dem vorangegangenen Inter-vall hergeleitet werden. Möge der Infektionsverlauf durch Vermeidungsprozesse günstig verlaufen, sprich die Fallzahlen reduzieren sich proportional zum einem vorangegangenen Intervall häufiger, so zeugt die veränderte Schiefe von der Entwicklung.

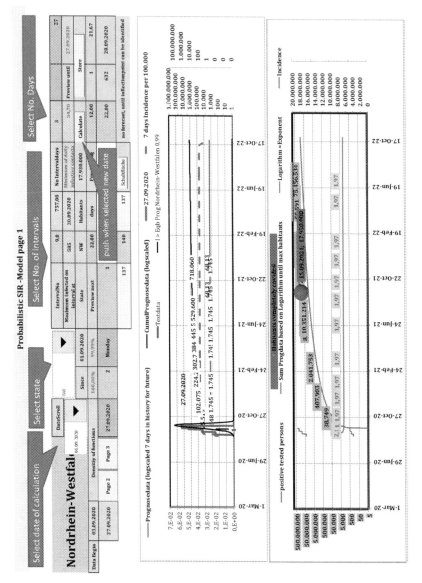
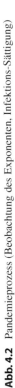

Abb. 4.2 Pandemieprozess (Beobachtung des Exponenten, Infektions-Sättigung)

4.2 Überleitung zu vorbeugender Betrachtung

Gerne würden Entscheidungsträger frühzeitig und vorbeugend einem Infektionsgeschehen gegenübertreten – und das bevor jemals ein Infektionsgeschehen pathologische Effekte erzielen kann. Dazu ist es notwendig die Ressourcen vorzeitig bereitgestellt zu haben – also bevor ein Infektions-Prozess einen Anfang hat. Eine vorbeugende Betrachtung mittels probalistischem SIR- Modell möge Aufschluss geben, wie Verhinderungsmaßnahmen oder Heilungsmaßnahmen zeitlich gestaltet werden.

Dadurch werden folgende Fragen gestellt:

β kann weiter aufgeschlüsselt werden mit: $\beta = q \times \kappa$ die Kontaktrate κ und die Wahrscheinlichkeit q einer Infektionsübertragung bei Kontakt. In Verbindung mit der Dichte Eqb ist die Infektionsrate dann gleich der Wahrscheinlichkeit von Eqb für jede Position des täglichen Messwertes der Infektion in Relation zur Anzahl der ausgewählten Einwohner einer Gemeinde/Region/Bundesland.

Wieviele Krankheitsfälle bzw. Todesfälle hätten vermieden werden können, wenn

- vorzeitige Verhinderungsmaßnahmen oder Heilungsmaßnahmen
- zeitlich begleitende Verhinderungsmaßnahmen oder Heilungsmaßnahmen

getroffen werden könnten?

Zu den Verhinderungsmaßnahmen oder Heilungsmaßnahmen seien aufgeführt gemäß

Coronavirus – infektionsschutz.de

Abstand halten, Hygiene beachten, im Alltag Maske tragen, regelmäßig lüften und Corona-Warn-App nutzen: Die AHA+L+A-Formel gehört zu unserem Alltag in Zeiten von Corona. Wir informieren, was es weiterhin zu beachten gilt.

Das Testen auf eine akute Infektion mit dem Corona Virus SARS-CoV-2 hilft, infizierte Personen zu erkennen und Übertragungsketten zu durchbrechen. Als Tests stehen PCR-Tests, Antigen-Schnelltests und Antigen-Selbsttests zur Verfügung.

Die Impfung gegen das Corona Virus SARS-CoV-2 ist der wirksamste Schutz vor COVID-19 und einer Ausbreitung des Virus.

Demonstrativ sei auf den nachfolgenden Grafiken aufgeführt, wieviele Tote hätten vermieden werden können, wenn die vorangestellten Verhinderungsmaßnahmen oder Heilungsmaßnahmen hätten wirken können, wenn sie angewendet würden.

Dazu wurde das probabilistische SIR-Modell mit einer Rückrechnung ausgestattet, die entsprechend der Ermittlung der Werte der Summenkurve

- aus einer Zeitspanne vor einem Initialintervall
- aus einer Intensität der Verhinderungsmaßnahmen oder Heilungsmaßnahmen

Modellierungen zulässt, die dazu beitragen können die notwendigen Ressourcen besser planen zu können, hinsichtlich

- Personal
- Zeit
- Kosten
- Qualität

In folgendem Kapitel sind Fälle aufgeführt, die einen Einblick in die probabilistische SIR-Modellierung geben mögen.

Die „Infektionskurve" I(t) wird ersetzt durch die schiefe, steile Eqb – Dichtefunktion

5

Die Entwicklung der Normalverteilung wurde zu Lebenszeit des Verfassers Gauss entwickelt. Eine weitere Differenzierung hinsichtlich der Schiefen hätte den Rechen- und Überprüfungsaufwand auf Plausibilität (Prüfung, dass die Summe der Dichteverteilung gegen 1 konvergiert), um ein Vielfaches der Zeit verlängert. Daher haben sich zu unterschiedlichen Zeiten unterschiedliche Verfasser mit den Problemen der schiefen Verteilungen Abb. 5.1 auseinander gesetzt.

5.1 Rechtschiefe und linksschiefe hypothetische Verteilungen

Dabei geht es dann natürlich auch darum, diejenigen Ereignisse zu detektieren, die jenseits der Grenzwerte beobachtet werden. Doch wo sind nun die Grenzwerte festzulegen, wenn Verteilungen nicht symmetrisch sind, oder fataler noch, die Schieflagen von Stichprobe zu Stichprobe von links um den Mittelwert auf die rechte Seite wandern? Die meisten Prozesse unterliegen Beeinflussungen, die verhindern, dass eine konstante Streuung der Ereignisse beobachtet werden kann. Insofern darf die Normalverteilung überhaupt nicht zur Anwendung kommen. Abhilfe schaffen können Betrachtungsweisen, wie sie von Mathematikern entwickelt wurden, die konkreten Anlass darin sahen, die Normalverteilung zu ergänzen oder zu ersetzen. Ausschlaggebend für den Ersatz der Normalverteilung durch eine andere Wahrscheinlichkeitsdichtefunktion ist das Erscheinen so genannter „dicker Schwänze", einer „heavy tail" Verteilung Abb. 5.2, wie sie sich dann offenbart, wenn Ereignisserien dazu tendieren Messwerte zu liefern, welche die zulässige Anzahl vom Soll überschreiten.

© Der/die Autor(en), exklusiv lizenziert an Springer Fachmedien Wiesbaden GmbH, ein Teil von Springer Nature 2022
M. Hellwig, *Das probabilistische SIR-Modell (PSIR) im Pandemieprozess*, essentials, https://doi.org/10.1007/978-3-658-39596-4_5

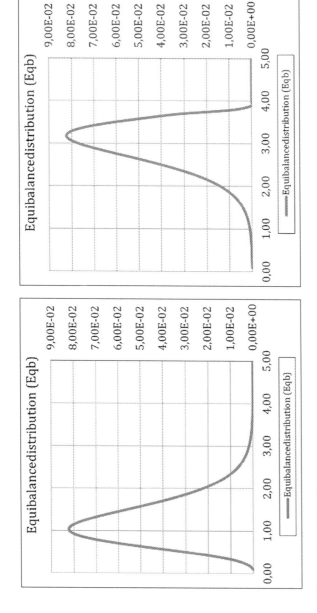

Abb. 5.1 Schiefe Verteilungen

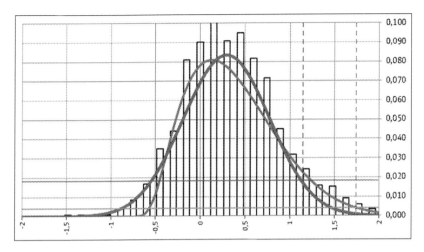

Abb. 5.2 Normalverteilung, Schiefe Verteilungen, Heavy Tail Verteilungen

Ein zusätzliche Parameter ρ

$$r := (1 - (\rho\%(x - \mu)))$$ (Formel: 5.1 (Nachweis Autor))

erschließt der Wissenschaft die neue Wahrscheinlichkeitsfunktion

$$Eqb(x; m, s, r) = \frac{1}{\sqrt{2\pi s^2 (1 - r(x - m))}} e^{-\frac{(x-m)^2}{2 s^2 (1 - r(x-m))}}$$ (Formel: 5.2 (Nachweis Autor))

beziehungsweise

$$\frac{1}{\sqrt{2\pi\sigma^2(1-\rho(x-\mu))}} \exp -\frac{(x-\mu)^2}{2\sigma^2(1-\rho(x-\mu))}$$

(Formel: 5.3 (Nachweis Andrej Depperschmidt))

Zufallsstreubereiche der NV und der Eqb

Die Unterschiede zwischen den Wahrscheinlichkeitsdichteverteilungen NV und Eqb und deren Zufallsstreubereiche sind erheblich. Das resultiert aus der Anwendung des dritten Parameters r bzw. ρ. Der Wertebereich der Standardnormalverteilung (s. Abb. 6.1) befindet sich, bezüglich eines Erwartungswertes μ, in offenen Intervallen jeweils im negativen als auch im positiven Bereich. Das Integral darüber ist 1. Die jeweiligen Dichteabschnitte werden durch ein Mehrfaches von σ definiert. Dabei ist σ aus der 2. Ableitung (Schnittpunkt mit der x -Achse) der NV-Funktion hergeleitet. Der Bereich zwischen $\pm 3\ \sigma$ ergibt eine Wahrscheinlichkeitsdichte von 99,73 %.

Die Grafik zeigt ein symmetrisches Bild mit den Schnittpunkten der Wendepunkte und der 2. Ableitung der Funktion (s. Abb. 6.2).

Ein dazu differenziertes Bild zeigt die Wahrscheinlichkeitsdichteverteilung der Eqb. Die 2. Ableitung der Funktion (s. Abb. 6.3) legt die Schnittpunkte mit der x – Achse und damit die unterschiedlichen σ-Lagen bezüglich eines Erwartungswertes fest.

Damit sind auch die der Eqb unterschiedlich zu denen der NV (s. Abb. 6.4). Offensichtlich stehen sie in enger Beziehung zu der beschriebenen Neigung der Steuung r bzw. ρ mit Auswirkungen auf die „tails", den Enden der Zufallsstreubereiche.

Die neue Funktion Eqb erweitert die Sichtweise um die Schiefe der Verteilungen mit folgenden Konsequenzen für die Zufallsstreubereiche und damit der Überschreitung der bisher gültigen Grenzwerte.

Dieser Fall wird tabellarisch an einem Beispiel dargestellt, da die Summendichte der NV und der multivariaten Eqb je nach den unterschiedlichen Werten für die Parameter μ, σ, ρ unterschiedlich ausfallen können (s. Abb. 6.4).

© Der/die Autor(en), exklusiv lizenziert an Springer Fachmedien Wiesbaden GmbH, ein Teil von Springer Nature 2022
M. Hellwig, *Das probabilistische SIR-Modell (PSIR) im Pandemieprozess*, essentials, https://doi.org/10.1007/978-3-658-39596-4_6

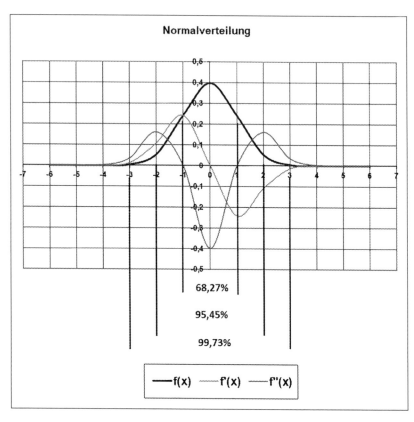

Abb. 6.1 Normalverteilung blau, 1. Ableitung violett, 2. Ableitung hellblau

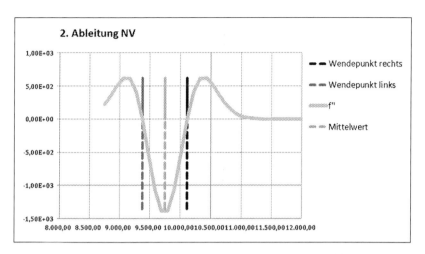

Abb. 6.2 Ableitung Normalverteilung blau, Mittelwert Normalverteilung grün, Lage σ
links rot, Lage σ rechts schwarz

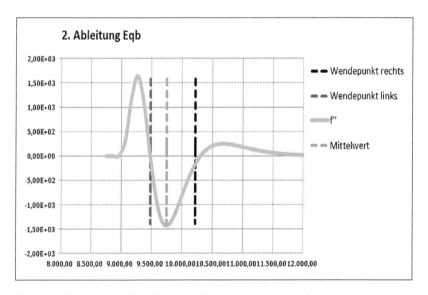

Abb. 6.3 Ableitung Eqb blau, Mittelwert Normalverteilung grün, Lage σ links rot, Lage σ
rechts schwarz

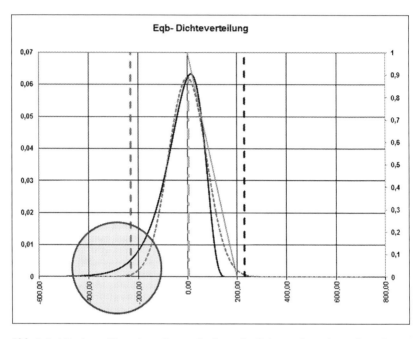

Abb. 6.4 Mittelwert Normalverteilung grün, Lage 3 σ links rot, Lage 3 σ rechts schwarz, Neigung ρ hellblau, unterschiedliche „tail" Kreis

Vorstellung der Equibalancedistribution, Eqb

7

Ihre Warscheinlichkeitsdichte Abb. 7.1 bleibt in „Schieflagen" bei 1 und schließt die Normalverteilung in symmetrischem Fall ein.

Sie erschließt aber auch extreme Schieflagen mit einer bleibenden Wahrscheinlichkeitsdichte 1, Abb. 7.2.

$$r = 0,5 \quad r = -1$$

7.1 Vorstellung der Dichte

Symmetrische Erscheinungsformen, wie sie sich in nahezu allen Fachgebieten offenbaren beeinflussen die objektive Erfassung von Sachlagen dahin gehend, dass sie oft als Urteilsgrundlage herangezogen werden. Auch die Prozesswelt bedient sich gerne einfacher, einprägsamer grafischer Darstellungen. Die von Gauß entwickelte symmetrische Normalverteilungsdichte ist ein gutes Beispiel dafür. Andererseits gibt es zahlreiche asymmetrische Prozesslagen für die dann speziell angepasste Dichtefunktionen entwickelt wurden.

Die neu entwickelte Equibalancedistribution Eqb soll dadurch Abhilfe schaffen, dass sie über einen Schiefeparameter möglichst viele der speziell angepassten Dichtefunktionen ersetzt.

Für das qualitätswirksame Überwachungs- und Maßnahmenmanagement stellt sich die neu entwickelte Formel einer rechts- oder linksschiefen Verteilung, die „Equibalancedistribution Eqb" für die Analyse von Messwerten als richtungsweisend dar. Die bislang zur Beschreibung herangezogene symmetrische Normalverteilung ist in der Eqb weiterhin als vereinfachter Sonderfall enthalten.

© Der/die Autor(en), exklusiv lizenziert an Springer Fachmedien Wiesbaden GmbH, ein Teil von Springer Nature 2022

M. Hellwig, *Das probabilistische SIR-Modell (PSIR) im Pandemieprozess*, essentials, https://doi.org/10.1007/978-3-658-39596-4_7

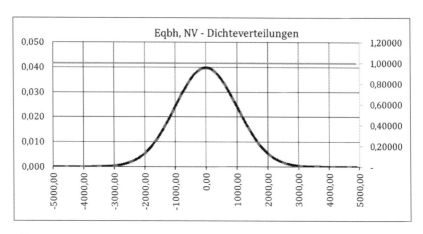

Abb. 7.1 Eqb Dichteverteilung

Es ist jedoch so, dass es durch die gegenseitige Beeinflussung der Parameter auf die Werte, welche die Eqb liefert nicht möglich sein wird, mit einer üblichen Statistik einzelne Parameter zu schätzen, weil sie alle schon im Erwartungswert vorkommen.

Untersucht wird die mathematische Funktion Equibalancedistribution Eqb:

$$\frac{1}{\sqrt{2\pi\sigma^2(1-\rho(x-\mu))}} \exp-\frac{(x-\mu)^2}{2\sigma^2(1-\rho(x-\mu))} \qquad \text{(Formel 7.1)}$$

7.2   Ergänzung der Dichte Eqb um den Parameter Kurtosis

Es wurde offensichtlich, dass statistische Erhebungen und der daraus entstehenden Häufigkeitsverteilungen, oft nicht symmetrisch bezüglich der Streuung um einen Erwartungswert beziehungsweise Mittelwert sind. Vielmehr neigen sich die Werte um ein Maximum mit der Folge einer Ausprägung von Schiefe und Kurtosis.

Die folgende Gleichung, Dichte kam in den folgenden Auswertungen zum Einsatz.

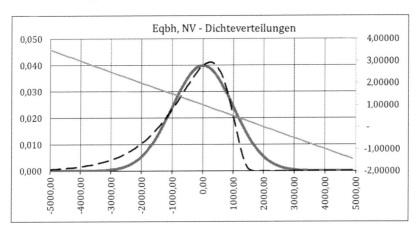

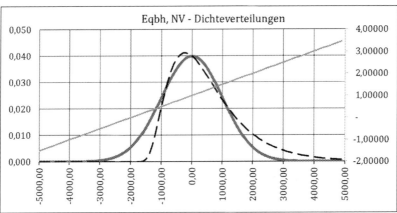

Abb. 7.2 Eqb Dichteverteilungen, Normalverteilung

$$
Eqb(x; \sigma, max, r, \kappa) = \left(\cfrac{1}{s * \sqrt{\left(2\pi \left(\frac{1-((r)*(x-max))}{\kappa}\right)\right)}}\right.
$$

$$
\left. * EXP\left(\left(-\left(\frac{1}{2} * \frac{\left(\frac{x-max}{\sigma}\right)^2}{1-(r*(x-max))}\right)\right) * \kappa\right)\right)
$$

(Formel: 7.2)

7.3 Die Grundlage für die Eqb – Dichte, die Testreihenergebnisse

7.3.1 Dichte Eqb im Ersatz von I(t), Parameter, Datenquellen

Die Daten der Messreihen enstammen für

- die Tests: https://github.com/nytimes/covid-19-data/blob/master/us-states.csv
- die Impfungen: https://raw.githubusercontent.com/owid/covid-19-data/master/public/data/vaccinations/us_state_vaccinations.csv

7.3.2 Funktionen und Parameterwerte

Es stellen die Funktionen dar:

N die Gesamtanzahl der Bewohner.

S (engl. susceptible: „anfällig"), die Populationsgröße der aus der Gesamtanzahl der Bewohner zur Verfügung Stehenden.

I (engl. infected: „infiziert"); die Populationsgröße der Infizierten gemäß Testmenge aus S.

R (engl. Recovered: „genesen"), die Populationsgröße der Genesenen gemäß Testmenge aus einer Testmenge R.

Dabei sei I(t) ersetzt durch die Dichtefunktion Eqb, die sich aus den

- Parameterwerten der Häufigkeitsverteilung der Messwerte einer Population ergeben, die da sind:
  - Maximalwert der Messreihe/Stichprobe
  - und Schätzung der Streuung:

$$\hat{\sigma}^2 = s_n^2 = \frac{1}{n-1} \sum_{i=1}^{n} (x_i - max) \qquad \text{(Formel: 7.3)}$$

  - sowie die geschätzte Schiefe der Stichprobenwerte nach:

$$\hat{v} = \frac{1}{n} \sum_{i=0}^{n} ((x_i - max)/s)^3 \qquad \text{(Formel: 7.4)}$$

– als auch die geschätzte Kurtosis der Stichprobenwerte nach

$$\hat{\kappa} = \left(\frac{n(n+1)}{(n-1)(n-2)(n-3)} \sum_{i=0}^{n} ((x_i - max)/s)^4 \right) - \frac{3(n-1)^2}{(n-2)(n-3)}$$

(Formel: 7.5)

Die Dichte entwickelt sich daher aus den vorgenenannten Parameterwerten in der Form:

$$\sigma = Wurzel(\hat{\sigma}^2)$$

$$md = max(h)$$

$$r = \hat{v}$$

$$\kappa = \hat{\kappa}$$

die sich in der Eqb (Equibalancedistribution) wie aufgeführt wiederfinden.

$$Eqb(x; \sigma, md, r, \kappa) = \left(\frac{1}{s * \sqrt{\left(2\pi \left(\frac{1-((r)*(x-max))}{\kappa} \right)\right)}} \right.$$

$$\left. * EXP\left(\left(-\left(\frac{1}{2} * \frac{\left(\frac{x-max}{\sigma} \right)^2}{1 - (r * (x - max))} \right) \right) * \kappa \right) \right)$$

Inzidenz unter probabilistischen Gesichtspunkten

8

8.1 Infektionsmanagement in Zusammenhang mit dem Verlauf der Inzidenz

Das Infektionsmanagement, als namentlich solches, kann betrachtet werden als ein System das – abgesehen vom Infektionssystem – COVID – einige weitere Systeme abbilden kann. Infektionen sind Teil eines pathologischen Ablaufs, der im generellen Sprachgebrauch als „schädlich" angesehen werden. Der Begriff „Infektion" übersetzt die „Hineintat", als einen Akt der Übergabe. Das ist in Zusammenhang mit der vorliegenden Arbeit die Übergabe von Krankheitserregern. In allgemeinem Zusammenhang ist es eine grundlegende Formulierung, die für viele Zusammenhänge Geltung hat.

Insofern betrachtet ist ein Infektionsmanagement die „Handhabung von Übergaben" und das unter

- zeitlicher
- kostenmäßiger
- qualitativer
- personeller
- materieller

Hinsicht.

Es sind Unterschiede zwischen des Prozessarten, z. B. Infektionserkrankung von Lebewesen, EDV-Virus Befall, bewusste Verbreitung von Falschmeldungen zur Schädigung, Vernachlässigung von Bildungssystemen…, also eine Anzahl von Prozessen zu deren Betrachtung das probabilistische SIR- Modell Aufschluss geben kann, wenn die statistische Grundlage dafür gegeben sei.

© Der/die Autor(en), exklusiv lizenziert an Springer Fachmedien Wiesbaden GmbH, ein Teil von Springer Nature 2022
M. Hellwig, *Das probabilistische SIR-Modell (PSIR) im Pandemieprozess*, essentials, https://doi.org/10.1007/978-3-658-39596-4_8

Das trifft zu für Prozesse, deren Startbedingungen und der nachfolgende Ablauf im Wesentlichen auf Erfahrungen beruht, die als Grundlage für einen Vergleich herhalten können.

Das ist bei der COVID – Infektion nicht möglich gewesen, da aus der Vergangenheit kein vergleichbarer Prozess als Grundlage herhalten kann, und das aus dem grundlegenden Unterschied, dass dem COVID – Prozessgeschehen unterschiedliche Qualitäten offenbar wurden, die erst im Zuge der Zeit erschienen – damit gemeint ist das Auftreten von Varianten, die nicht qualifizierbar sind, solange deren Verhalten über Zeit und Messungen nicht bekannt ist.

Darauf beruhen alle Erfahrungen zum Infektionsmanagement, der „Handhabung von Übergaben" seien es die Gesundheit schädigende Viren oder Daten vernichtende Viren, oder Persönlichkeit schädigende FakeNews, oder mangelhafte Betreuung und Ausstattung von Bildungseinrichtungen.

In allen Fällen können die Prozesse in Phasen unterteilt werden, die wie folgt skizziert werden können, im speziellen Fall für die Infektionserkrankung von Lebewesen.

8.2   Phasenaufbau

Die Phasen orientieren sich entsprechend dem probabilistischen SIR – Modell.
Phase S
Phase S in Abhängigkeit der Phase I = Eqb x Habitants auf Basis der Häufigkeitsverteilung der Testreihen.

Zitat: (http://www.medizinfo.de/infektionen/allgemeines/phasen.shtml)

Beginn des Infektionsprozesses Eine Infektionskrankheit verläuft vom Beginn der Ansteckung an in mehreren Phasen.

Invasionsphase: Diese Phase beschreibt die eigentliche Ansteckung. Der Krankheitserreger dringt in den Körper ein. Er bleibt aber zunächst inaktiv und vermehrt sich nicht.

Inkubationsphase: Je nach Erreger kommt es nach Stunden oder nach Tagen, in denen sich der Erreger an seine neue Umgebung gewöhnt hat, zur Vermehrung. Es treten aber noch keine Beschwerden auf. Bei vielen Infektionskrankheiten kommt es am Ende dieser Phase zu einer massenhaften, oft geradezu explosionsartigen Vermehrung der Erreger.

Die Inkubationszeit bezeichnet den Zeitraum von der Ansteckung bis zum Ausbruch der Krankheit – genau betrachtet als die ersten beiden Phasen einer Infektion. Sie ist je nach Infektionskrankheit unterschiedlich lang, z. B. Diphterie 1 bis 7 Tage, bei

Röteln 14 bis 21 Tage, bei AIDS kann die Inkubationszeit aber auch mehr als 10 Jahren dauern.

Krankheitsphase: Jetzt zeigen sich erste Symptome. Je nach Schwere der Infektion kommt es zu leichten Beschwerden z. B. leichte Kopfschmerzen oder Heiserkeit oder örtlichen Rötungen. Es können ich aber auch schwerwiegende Symptome entwickeln wie z. B. hohes Fieber, Schwindel und Schwäche.

Überwindungsphase: Nach einer überstandenen Infektionskrankheit werden in dieser Phase alle Erreger vernichtet.

Phase I

Die Phase I entwickelt sich über die gesamte Laufzeit des Prozesses. Sie wird bestimmt durch die Testreihen, die über deren Ergebnisse = Häufigkeitsverteilung und Wahrscheinlichkeitsdichte Auskunft geben über eine prognostizierte Zukunft des Prozessgeschehens in Abhängigkeit der Phasen S und R.

Phase R

Es zeigt die Erfahrung, dass ein Gesundungsprozess (R) erst nach zeitlichen Intervallen

- der Identifizierung der Ursache, des Erregers
  - auf Basis von Erfahrungswerten
  - auf Basis von Forschungsergebnissen
- der Entwicklung von Vermeidungs- bzw. Behandlungsmaßnahmen
  - Verhaltensweisen
  - Schutz
  - Medikation
- einer Testphase von Vermeidungs- bzw. Behandlungsmaßnahmen
  - Medikation mittels Stichprobentests an Probanden
  - Schutz über persönliche Schutzausrüstungen
  - Verhaltensweisen über Einschränkungen von Kontaktnahmen
- der Produktion von Vermeidungs- bzw. Behandlungsmaßnahmen
  - begleitend zur Feststellung der Eignung aus den Ergebnissen der Testphase
    Ermittlung der Mengengerüste
    Infrastruktur (Testcenter, Informationscenter, Hospitäler)
    Personalbedarf (Krankentransporte, Notfalldienste, Pflegepersonal, ärztliches Personal, Pathologie, Nachsorgepersonal, Psychologen)
    Materieller Bedarf (Medikation, Schutzausrüstungen)
- der Bereitstellung der Elemente der Mengengerüste auch gemäß den Checklisten:

Zitat: Landesgesundheitsamt Baden-Württemberg im Regierungspräsidium Stuttgart; Handbuch Betriebliche Pandemieplanung zweite erweiterte und aktualisierte Auflage, Dezember 2010

>*Maßnahmen vor der Pandemie*
> *V1 Betriebliche und personelle Planung*
> *V2 Beschaffung von Medizin- und Hygiene-Mitteln*
> *V3 Information und Kommunikation*
> *V4 Vorbereitende medizinische Planung*
>*Maßnahmen während der Pandemie*
> *P1 Aufrechterhaltung des Minimalbetriebs*
> *P2 Organisatorische Maßnahmen für das Personal*
> *P3 Externe Informationen*
> *P4 Medizinische Maßnahmen*
> *P5 Maßnahmen für Angehörige und Auslandsmitarbeiter*
>*Maßnahmen nach der Pandemie*
> *N1 Rückkehr zur Normalität*

- der Beobachtung der Wirkung und Rückkoppelung der Ergebnisse aus den Phasen auf Prozesskorrekturen im Verlauf.

Zu Beginn des „COVID – Prozesses, 1. Welle" waren die Planung der Phasen deswegen nicht möglich, weil keinerlei
Erfahrung zu den genannten Phasen vorlag, wohl aber hat sich Erfolg hinsichtlich der positiven Entwicklung eingestellt, sobald

- Verhaltensweisen
- Schutz
- Medikation

zum Einsatz kamen.
Der ideale, **aber nicht realisierbare** Gesundungsprozess (R) setzt direkt mit Beginn des Erkrankungsprozesses ein, Abb. 8.1).

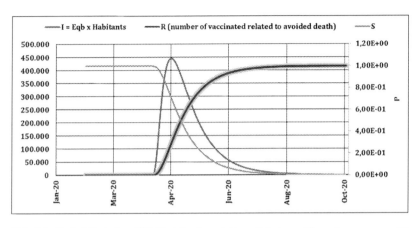

Abb. 8.1 Probabilistisches SIR-Modell, aber nicht realisierbarer Gesundungsprozess (R) für den COVID Prozess

9.1 Infektionsprozess

Gemäß MedizInfo®: Phasen einer Infektionkrankheit stellen sich die Phasen von Infektionen wie folgt dar:

Invasionsphase: Diese Phase beschreibt die eigentliche Ansteckung. Der Krankheitserreger dringt in den Körper ein. Er bleibt aber zunächst inaktiv und vermehrt sich nicht.

Inkubationsphase: Je nach Erreger kommt es nach Stunden oder nach Tagen, in denen sich der Erreger an seine neue Umgebung gewöhnt hat, zur Vermehrung. Es treten aber noch keine Beschwerden auf. Bei vielen Infektionskrankheiten kommt es am Ende dieser Phase zu einer massenhaften, oft geradezu explosionsartigen Vermehrung der Erreger. Die Inkubationszeit bezeichnet den Zeitraum von der Ansteckung bis zum Ausbruch der Krankheit – genau betrachtet als die ersten beiden Phasen einer Infektion. Sie ist je nach Infektionskrankheit unterschiedlich lang, z. B. Diphterie 1 bis 7 Tage, bei Röteln 14 bis 21 Tage, bei AIDS kann die Inkubationszeit aber auch mehr als 10 Jahren dauern.

Krankheitsphase: Jetzt zeigen sich erste Symptome. Je nach Schwere der Infektion kommt es zu leichten Beschwerden z. B. leichte Kopfschmerzen oder Heiserkeit oder örtlichen Rötungen. Es können ich aber auch schwerwiegende Symptome entwickeln wie z. B. hohes Fieber, Schwindel und Schwäche.

Überwindungsphase: Nach einer überstandenen Infektionskrankheit werden in dieser Phase alle Erreger vernichtet.

© Der/die Autor(en), exklusiv lizenziert an Springer Fachmedien Wiesbaden GmbH, ein Teil von Springer Nature 2022
M. Hellwig, *Das probabilistische SIR-Modell (PSIR) im Pandemieprozess*, essentials, https://doi.org/10.1007/978-3-658-39596-4_9

9.2   Vermeidungs- und Heilungsprozess, Rückkopplung

Aus dem Verlauf aller Beobachtungen die dem „System – Virus" eigen sind wurde entnommen, dass, sobald die Erkenntnis über das Verhalten zunahm, gleichermaßen Vermeidungs-und Heilungsprozesse Gestalt annahmen, die sich dann in Regelwerken, Verordnungen und Gesetzen niederschlugen. Eine regelmäßige Rückkopplung ist derart notwendig, dass festgestellt werde, wie erfolgreich/erfolglos erstellte Systeme und durchgeführte Prozesse sind.

Es hat sich dabei herausgestellt, dass, sobald das Erkennen des „System-Virus" erfolgreich genutzt werden konnte, um

Gegensysteme zu entwickeln. Dazu zählen die bekannten und erfolgreichen Systeme zur:

1. Vermeidung, deren Prozesse (Handlungen und Wirkungen) sind
    Impfen lassen, Kontakte einschränken, Abstand halten, Maske tragen, Hände regelmäßig waschen, nicht mit den Händen ins Gesicht fassen, Einkaufswagen, Türklinken und Geländer nicht berühren, Reisen einschränken.
2. Heilung, deren Prozesses (Handlungen und Wirkungen) sind
    Frühzeitiges Erkennen der Infektion, Behandlung gemäß der Schwere der Infektion (Quarantäne, Krankenhausaufenthalt)
3. Rückkopplungen, deren Prozesses (Handlungen und Wirkungen) sind
    Rechtzeitiges Erkennen des Erfolgs/Misserfolgs von 1 und 2, Anpassung der Systeme 1 und 2

Die vorangeführten Systeme und deren Prozesse mögen sich in konkreten Handlungen widerspiegeln, deren Wirkungen dann der Anpassung dienen mögen.

Die Systeme und deren Prozesse sind entnommen aus dem Landesgesundheitsamt Baden-Württemberg im Regierungspräsidium Stuttgart; „Handbuch Betriebliche Pandemieplanung", zweite erweiterte und aktualisierte Auflage, Dezember 2010.

Darstellung eines Prozessmanagements

10

Es mag genügend Gründe aus menschlicher Sicht geben – wie sie unter Kap. 1 Anlass, aus einem Leserbrief hergeleitet – aufgeführt sein mögen. Letztlich und endlich entscheiden aber die Teilnehmer und deren Verhalten, in welcher Art und Weise sich eine Infektion ausbreiten kann und wie diese wieder „in die Schranken gewiesen" werden kann. Alle Systeme zeichnen sich aus durch ihre wesentliche Einflussgrößen:

- Qualität
- Kosten
- Termine

Darunter verbergen sich im Prozessmanagement – Infektionsgeschehen folgende Phasen, im Folgenden aufgeführt aus: Landesgesundheitsamt Baden-Württemberg im Regierungspräsidium Stuttgart; „Handbuch Betriebliche Pandemieplanung", zweite erweiterte und aktualisierte Auflage, Dezember 2010.

10.1 Phasenzeitplanung

Anhand eines zeitlichen Ablaufs kann ein Phasenzeitplan (Abb. 10.1) erstellt werden, welcher der Planung und Überwachung der des Prozessgeschehens dienen kann.

© Der/die Autor(en), exklusiv lizenziert an Springer Fachmedien Wiesbaden GmbH, ein Teil von Springer Nature 2022
M. Hellwig, *Das probabilistische SIR-Modell (PSIR) im Pandemieprozess*, essentials, https://doi.org/10.1007/978-3-658-39596-4_10

Aktivitäten — Wochen 1 2 3 4 5 6 7 8 9 10 11 12 13 14 15 16 17 18 19 20

Phase S
- Beginn des Infektionsprozesses
- Invasionsphase, Ansteckung, Krankheitserreger vermehrt sich nicht.
- Inkubationsphase: explosionsartige Vermehrung der Erreger.
- Krankheitsphase: erste Symptome, Beschwerden

Phase I
- Bereitstellung Infrastruktur (Testcenter, Informationscenter, Hospitäler)
- Testreihen durchführen
- Vorsorgeplanung Personalbedarf (Krankentransporte, Notfalldienste, Pflegepersonal, ärztliches Personal, Pathologie, Nachsorgepersonal, Psychologen)
- Informationsveranstaltungen Bevölkerung

Phase R
- Identifizierung der Ursache , des Erregers
- Testreihen durchführen
- Sammlung Erfahrungswerten
- Sammlung Forschungsergebnissen
- Fortführung Informationsveranstaltungen Bevölkerung
- Entwicklung von Vermeidungs- bzw. Behandlungsmaßnahmen
- Verhaltensweisen
- Schutz
- Medikation
- Testphase von Vermeidungs- bzw. Behandlungsmaßnahmen
- Medikation mittels Stichprobentests an Probanden
- Schutz über persönliche Schutzausrüstungen
- Verhaltensweisen über Einschränkungen von Kontaktnahmen
- Produktion von Vermeidungs- bzw. Behandlungsmaßnahmen, Beschaffung

Personal
- Ermittlung der Mengengerüste
- Infrastruktur (Testcenter, Informationscenter, Hospitäler)
- Personalbedarf (Krankentransporte, Notfalldienste, Pflegepersonal, ärztliches Personal, Pathologie, Nachsorgepersonal, Psychologen)
- Materieller Bedarf (Medikation, Schutzausrüstungen)

Maßnahmen vor der Pandemie
- V1 Betriebliche und personelle Planung
- V2 Beschaffung von Medizin- und Hygiene-Mitteln
- V3 Information und Kommunikation
- V4 Vorbereitende medizinische Planung

Maßnahmen während der Pandemie
- Testreihen durchführen
- P1 Aufrechterhaltung des Minimalbetriebs
- P2 Organisatorische Maßnahmen für das Personal
- P3 Externe Informationen
- P4 Medizinische Maßnahmen
- P5 Maßnahmen für Angehörige und Auslandsmitarbeiter

Maßnahmen nach der Pandemie
- N1 Rückkehr zur Normalität
- Beobachtung der Wirkung und Rückkoppelung der Ergebnisse aus den Phasen auf Prozesskorrekturen im Verlauf.

Abb. 10.1 Phasenplanung als Muster für die ersten 20 Wochen nach Identifikation eines Erregers (Virus)

10.2 Beobachteter, aufgezeichneter Infektionsprozess in Zeitintervallen

Es wird ersichtlich, dass die ersten Wochen maßgeblich entscheiden, wie die Wirkung der ergriffenen Aktivitäten auf die Entfaltung eines Infektionsprozesses wirken.

Selbst wenn der Infektionsprozess nicht vollumfänglich in zeitlich engem Zusammenhang erkannt werden kann, können zügig durchgeführte Aktivitäten dazu führen, dass die Anzahl der Todesfälle und Post-Infektionsfälle geringer ausfallen als ein verzögertes Durchführen der Aktivitäten. Ein probabilistisches SIR-Modell aus einer realen Entwicklung gibt Auskunft darüber, wie ein Prozessverlauf der Phase R verändert wird, wenn mit Identifikation eines Ausbruchs in einer Start-Population eine Folgepopulation geschützt werden kann.

Dazu werden Phasen der Entwicklung betrachtet, die unterschiedliche – probabilistische Ausprägungen der Parameter. Mittelwert als Maximum, Streuung, Steigung und Kurtosis – über die Zeit gemäß der Erfassung der Fallzahlen haben.

Sofern der Prozessstatus in seiner zeitlich/häufigen Qualität erhalten bliebe ist die exponentielle Ausprägung der Entwicklung, Abb. 10.2 maßgebend für eine Vorschau, bis wann eine Durchseuchung der Population zu erwarten ist – bliebe der Exponent in seiner aktuellen Höhe erhalten (Habitants completely covided).

10.2.1 1. Infektions-Intervall

(Siehe Abb. 10.2)

10.2.2 2. Infektions-Intervall

Ein folgendes Intervall zeigt auf, dass Vermeidungsmaßnahmen stattgefunden hatten, infolgedessen sich die Parameter zu Lasten des veränderten Infektionsprozesses auswirkten. Die Durchseuchung wurde vermieden, da der exponentiellen Entwicklung Einhalt geboten wurde (Abb. 10.3).

Aus der Historie der Entwicklung wurde beobachtet, dass alle Vermeidungsmaßnahmen entsprechend den Regelwerken offensichtlich erfolgreich waren.

Die Erkenntnisse aus den darauffolgenden zeitlichen Intervallen zeigten aber sehr klar, dass das chemisch-biologische System der Viruspopulation aber darauf ausgelegt war, Varianten zu entwickeln, die einer Infektionsvermeidung entgegen wirken.

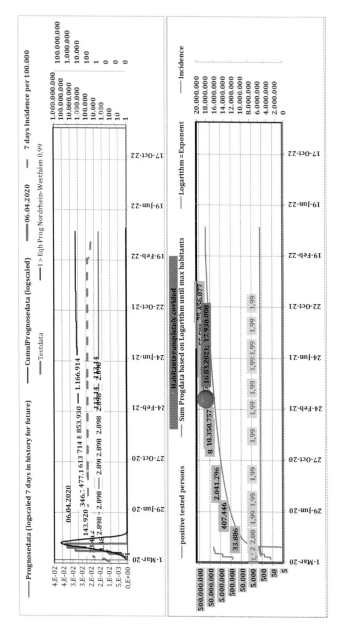

Abb. 10.2 Prozessstatus 1. Intervall in seiner zeitlich/häufigen Qualität, exponentielle Entwicklung, Durchseuchung

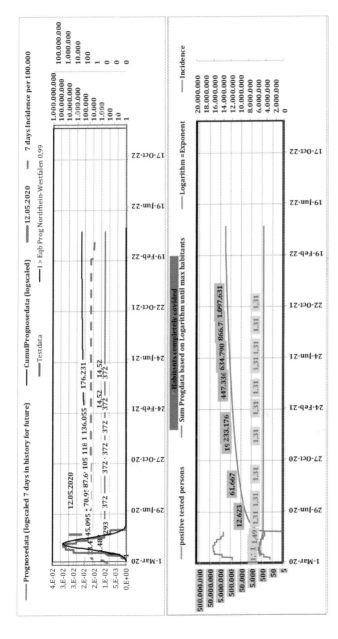

Abb. 10.3 Prozessstatus 2. Intervall in seiner zeitlich/häufigen Qualität, exponentielle Entwicklung

10.2.3 3. Infektions-Intervall

Die Offenbarung des 3. Intervalls bekundet den Erfolg aller Vermeidungsmaßnahmen, denn sowohl die angezeigte Häufigkeitsverteilung, als auch die exponentielle Entwicklung zeigen auf, dass die „Welle" vorübergezogen ist, (Abb. 10.4).

Insbesondere die Reduktion des exponentiellen Verlaufs von Intervall 1 zum Intervall 3 von 2,22 auf 1,29 verweist deutlich auf die Abnahme der Fallzahlen und deren zeitliche Fortsetzung in der Prognose.

10.2.4 Zeitliche Korrelation Vermeidungsprozess/probabilistischer Infektionsprozess

Gemäß allen Erkenntnissen, die im COVID-Prozess erfahren wurden, bleibt eine wesentliche erhalten:

„Das Virus bleibt ein ständiger Begleiter"

Im Gegensatz zu regelmäßig auftretenden Infektionsprozessen nimmt der einer COVID – Infektion einen andersartigen Verlauf ein. Dieser ist gekennzeichnet durch eine Dynamik, die abweichend von herkömmlichen, bekannten Prozessen dadurch abweicht, dass die Verursacher ihre Identität wechseln.

Insofern sei die Vorsorge zur Vermeidung so zu gestalten, dass die Eigenschaften eines Erregers so früh wie möglich erkannt werden und dass dann bereits alle Aktivitäten eines Managementprozesses angegangen werden können.

Mit Beginn des Erkennens mögen alle Phasen, wie sie in den vorangegangenen Kapiteln beschrieben wurden, derart gesteuert werden, dass sie dazu führen, dass die erforderlichen zeitlichen, qualitativen und mengenmäßigen Vorgaben eingehalten werden, Abweichungen frühzeitig erkannt werden und dass gegengesteuert werden kann.

Dazu sei aufgeführt, wie Vermeidungsaktivitäten in ihrer Häufigkeit und ihren zeitlichen Intervallen einem Infektionsprozess zeitlich vorangestellt werden müssen, um wirksam werden zu können. In den folgenden, aufgeführten Vermeidungsintervallen wird ersichtlich, dass es in der Korrelation zwischen dem Vermeidungsprozess und der Betrachtung eines probabilistischen Infektionsprozesses zu Überschneidungen kommt, die bedingen, dass es in starkem Maße davon abhängt, wie früh die Beschaffenheit eines Erregers erkannt werden kann und wie zügig eine „Gegenwehr" in Gang gesetzt werden kann. Dazu seien folgende Intervalldarstellungen aufgezeigt.

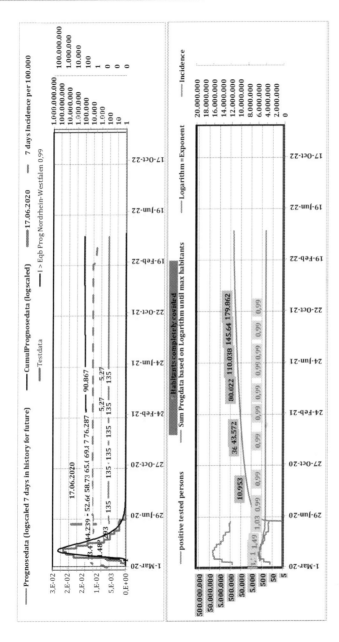

Abb. 10.4 Prozessstatus 3. Intervall in seiner zeitlich/häufigen Qualität, exponentielle Entwicklung

10.2.5 1. Infektionsintervall/Vermeidungs-Intervall

Zum Verständnis wie die Korrelation zu verstehen sei möge eine Darstellung der korrespondierenden PSIR-Modelle Aufschluss geben. Dazu seien die zunächst in der zeitlichen Lage übereinstimmenden Modelle dargestellt in Abb. 10.5

In beiden Abbildungen sind die erwarteten Funktionen der probabilistischen Dichte und deren Summenverlauf in der Zunahme der Fallzahlen, als auch der gegenläufige Verlauf Summe in der Abnahme Fallzahlen dargestellt.

Für die Abbildung a ist also darstellt der aktuelle Stand zur

* Abnahme der – noch nicht Infizierten (S) aber empfänglichen
* der Zunahme der Infizierten (**nR based on I**) **als Summe der NichtGenesenen**
* als auch die Dichte (I)

basierend auf den erhobenen Daten aus der Fallzahlenstatistik.

Für die Abbildung b ist also darstellt der aktuelle Stand zur

* Abnahme der – noch nicht Infizierten (S) aber empfänglichen
* der Zunahme der Infizierten (**R based on I**) **als Summe der Genesenen**
* als auch die Dichte (I)

basierend auf den erhobenen Daten aus der Fallzahlenstatistik.

Werden die zeitlichen Verläufe beider Fälle überlagert dargestellt, so lässt sich erkennen, dass ein Vermeidungsprozess der mit dem Infektionsprozess in seinem Beginn zusammenfällt eine Anzahl von nicht vermeidbaren Infektionen in der Anzahl vorausschauen lässt, (Abb. 10.6).

Werden die Daten in ihrem Zusammenhang dargestellt, Abb. 10.7, so ergibt die zahlenmäßige Analyse basierend auf der probabilistischen Modellierung über PSIR die Aussage, dass zum Zeitpunkt der Erhebung 11.224 Fälle offenbart wurden, deren Anteil der vermieden werden konnte – weil mit Beginn des Infektionsprozesses initiiert – 20.79 % oder 2333 Fälle umfasst.

10.2.6 2. Infektionsintervall/Vermeidungs-Intervall

In einer weiteren Betrachtung sei dargestellt für welche Anzahl eine Vermeidung von Infektionen hätte stattfinden können, wenn der Vermeidungsprozess – durch

a

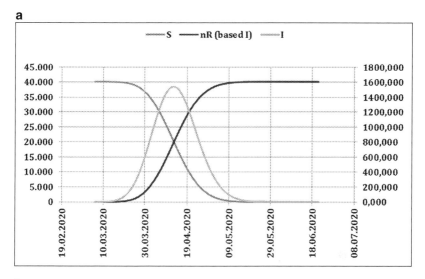

b

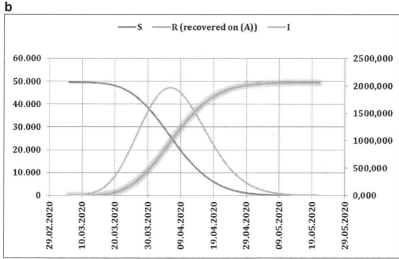

Abb. 10.5   **a** Infektionsintervall, **b** Vermeidungsintervall

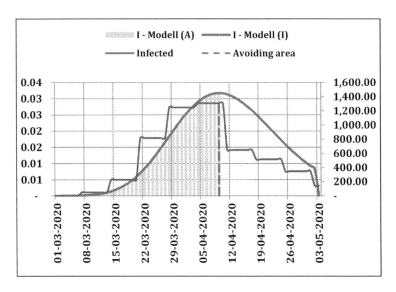

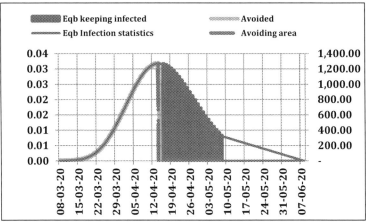

Abb. 10.6 Infektionsintervall, Vermeidungsintervall

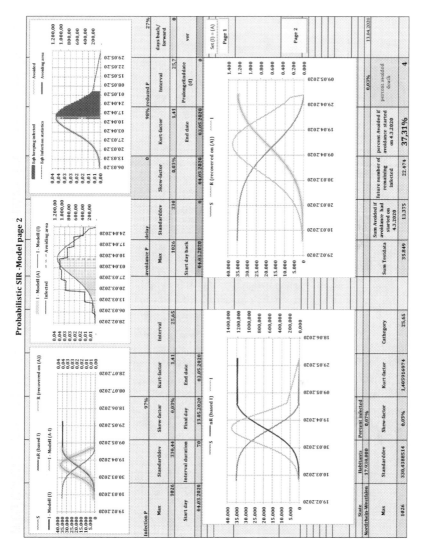

Abb. 10.7 a Zusammenhang a Infektionsintervall, b Vermeidungsintervall

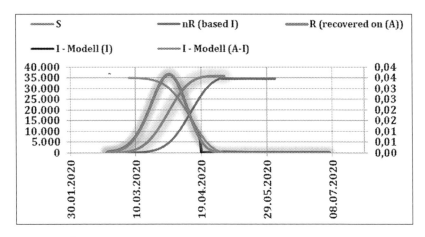

Abb. 10.8 Überlagert Infektionsintervall, Vermeidungsintervall

frühzeitige Identifikation und durch den nachfolgenden Managementprozesse –
hätte 14 Tage früher begonnen werden können. Dazu sind in der Abb. 10.8 das
Infektionsintervall und das Vermeidungsintervall überlagert dargestellt.

Werden die zeitlichen Verläufe beider Fälle überlagert dargestellt, so lässt sich
erkennen, dass ein Vermeidungsprozess der mit dem Infektionsprozess in seinem
Beginn zusammenfällt eine Anzahl von nicht vermeidbaren Infektionen in der
Anzahl vorausschauen lässt, Abb. 10.9.

Die Aufmerksamkeit sei auf eine gemeinsame Schnittstelle gelenkt, die
maßgeblich ist für die Berechnung

- der vermeidbare Fallzahlen
- der nicht vermeidbaren Fallzahlen

ist, Abb. 10.10.

Sie offenbaren sich in der folgenden Grafik. Offensichtlich kann mit einer
vorausschauenden, frühzeitigen Erkennung der Sachlage und dem entsprechend
eingeleiteten Management der Vermeidung ein Infektionsprozess beeinflusst
werden. Dazu seien auch noch die entsprechenden Zahlen der Auswertung
aufgeführt, (Abb. 10.11).

Werden die Daten in ihrem Zusammenhang dargestellt, Abb. 10.11, so ergibt
die zahlenmäßige Analyse basierend auf der probabilistischen Modellierung über

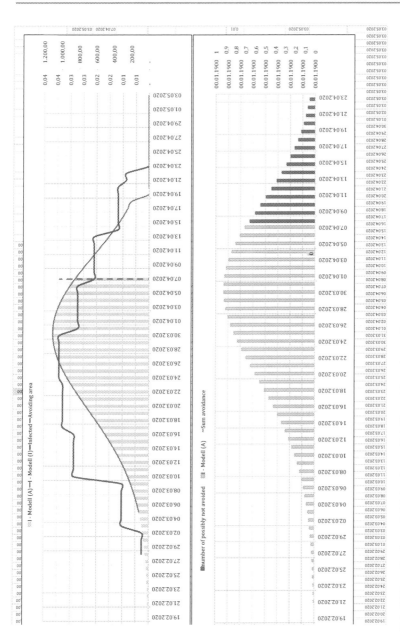

Abb. 10.9 **a** überlagert Infektionsintervall, **b** Vermeidungsintervall

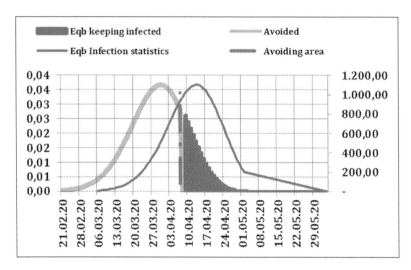

Abb. 10.10   Vermeidbare Fallzahlen, nicht vermeidbare Fallzahlen

PSIR die Aussage, dass zum Zeitpunkt der Erhebung 11.224 Fälle offenbart wurden, deren Anteil der vermieden werden konnte – weil mit Beginn des Infektionsprozesses initiiert – 78,21 % oder 8.778 Fälle umfasst.

10.2.7 Feststellung von Wendepunkten

Der Vollständigkeit der Betrachtungsweise sei darauf hingewiesen, dass ein anfänglich gemessener, in den Fallzahlen ansteigender Prozess, erst dann als absteigend betrachtet werden kann, wenn die Steigung in einem Teilintervall abnimmt. Dieser Fall kann hergeleitet werden, wenn die entsprechende Dichtefunktion auf einen Steigungswechsel schließen lässt. Nachweislich ist die Dichte Eqb eine Funktion, denn es gilt mindestens:

$$\lim_{x \to x0} f(x) = f(x0)$$

Dann existiert auch eine 2. Ableitung in der Form, dass sie darauf schließen lässt, dass im Falle der Existenz zweier

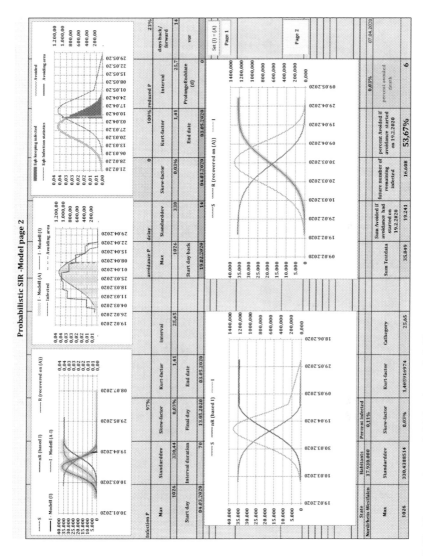

Abb. 10.11 Zusammenhang **a** Infektionsintervall, **b** Vermeidungsintervall

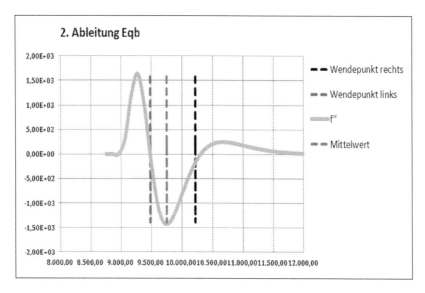

Abb. 10.12   Ableitung der Dichte Eqb, Wendepunkte, Maximum = Mittelwert

0-Stellen die Funktion auch zwei Wendepunkte hat und über ein Maximum verfügt. In der logischen Folge dazu muss festgestellt werden, dass eine Häufigkeitsverteilung dann auf einen Wendepunkt hinweist, wenn die die entsprechende Dichte einen analytischen Anhaltspunkt dafür bereitstellt, Abb. 10.12.

Werden diese Voraussetzungen für die Betrachtung der Fallzahlenentwicklung einbezogen, so kann hergeleitet werden, dass ein Infektionsprozess in seiner Steigerung weiterhin verläuft, wenn aus den Häufigkeitsparametern über die Dichtfunktion nicht zu ersehen ist, dass 2 Wendepunkte ersichtlich sind und damit auch kein Maximum zu erwarten ist. Diese sei in den folgenden Abbildungen Abb. 10.13a,b und 10.14a,b demonstriert.

Aus den vorangestellten Überlegungen kann also geschlossen werden, dass:

- solange eine Dichte, die über statistisch erhobene Werte auf Parameterwerte (Maximum, Streuung, Schiefe, Kurtosis) schließen kann, welche die Existenz von mindestens 2 Wendepunkten ausschließt, bleiben die Fallzahlen steigend und prosaisch ausgedrückt:

  „Ein Ende einer Welle ist nicht absehbar".

a

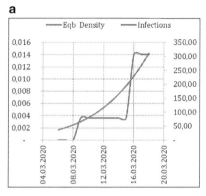

b

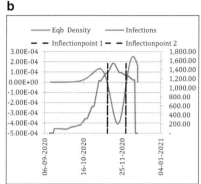

Abb. 10.13 **a** Häufigkeit/Dichte, Ableitung der Dichte Eqb, **b** ein Wendepunkt, kein Maximum

a

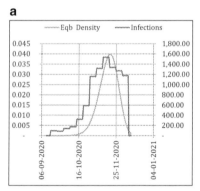

b

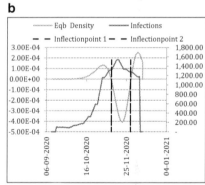

Abb. 10.14 **a** Häufigkeit/Dichte, Ableitung der Dichte Eqb, **b** zwei Wendepunkte, ein Maximum

In den nachfolgenden Abbildungen wird ersichtlich, dass ein Maximum vorliegt. Insofern kann dann davon ausgegangen werden, dass es nicht mehr möglich ist den voranlaufenden Infektions-Prozess einzuholen und die Fallzahlenentwicklung zu drosseln.

Die Vertraulichkeit der Aussagen in der Beziehung zwischen Dichte und Häufigkeitsverteilung kann unterstützt werden durch das Bestimmtheitsmaß, dass in der Regression nicht unter 67 % liegen sollte, Abb. 10.15a, b und 10.16a,b.

a

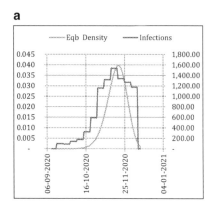

b

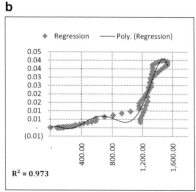

Abb. 10.15 **a** Häufigkeit/Dichte, Ableitung der Dichte Eqb, **b** zwei Wendepunkte, ein Maximum

a

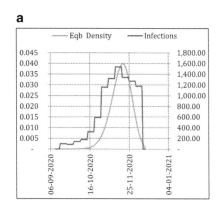

b

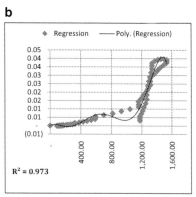

Abb. 10.16 **a** Häufigkeit/Dichte, Ableitung der Dichte Eqb, **b** zwei Wendepunkte, ein Maximum

10.2.8 3. Infektionsintervall/Vermeidungs-Intervall

Alle Vermeidungsprozesse sind in ihrer Qualität und Quantität statistisch erfassbar und darstellbar. So möge auch ein Einfluss der Veränderung einer zahlenmäßigen Erhöhung oder Erniedrigung von Vermeidungsaktivitäten Einfluss auf das Managementverhalten haben. Deswegen sei dargestellt, wie der Einfluss auf den Prozess ist nicht nur unter 14 tägigem Vorlauf, sondern auch durch Verkürzung des Zeitintervalls in dem sich der Vermeidungsprozess abspielt. Der entsprechende Parameter ist dann dafür die Streuung aus den Vermeidungsaktivitäten in dem entsprechenden Zeitintervall. Es sei σ = s; von 722 auf 400 reduziert.

In einer weiteren Betrachtung sei dargestellt in welcher Anzahl eine Vermeidung von Infektionen hätte stattfinden können, wenn der Vermeidungsprozess – durch frühzeitige Identifikation und durch den nachfolgenden Managementprozesse – hätte 14 Tage mit einer Streuung von s = 400 früher begonnen werden können. Dazu sind in der Abb. 10.17 das Infektionsintervall und das Vermeidungsintervall überlagert dargestellt.

Werden die zeitlichen Verläufe beider Fälle überlagert dargestellt, so lässt sich erkennen, dass ein Vermeidungsprozess, der mit dem Infektionsprozess in seinem Beginn zusammenfällt, eine Anzahl von nicht vermeidbaren Infektionen in der Anzahl vorausschauen lässt, Abb. 10.18.

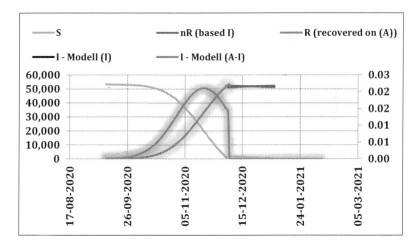

Abb. 10.17 Überlagert Infektionsintervall, Vermeidungsintervall

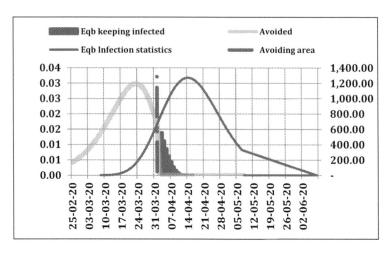

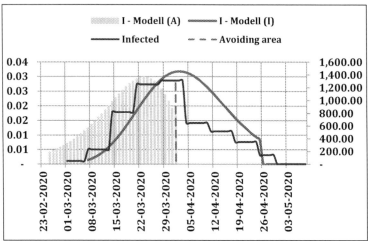

Abb. 10.18 a überlagert Infektionsintervall, b Vermeidungsintervall

Werden die Daten in ihrem Zusammenhang dargestellt, Abb. 10.19, so ergibt die zahlenmäßige Analyse basierend auf der probabilistischen Modellierung über PSIR die Aussage, dass zum Zeitpunkt der Erhebung 11.224 Fälle offenbart wurden, deren Anteil der vermieden werden konnte – weil mit Beginn des Infektionsprozesses der Vermeidungsprozess initiiert werden konnte – 81,65 % oder 9989 Fälle umfasst.

10.3   Phasenplanung innerhalb einer statistisch/probabilistischen Betrachtung

Die aus den vorangegangenen Ideen hervorgegangene Forderung läuft darauf hinaus, dass alle Bestrebungen einen Infektionsprozess „in den Griff" zu bekommen daran gemessen werden, wie erfolgreich sie sind. Daher mögen sich die Phasen, die voran aufgeführt sind, zeitlich innerhalb der vorlaufenden Zeitspanne in einer geplanten Art und Weise einfügen. An einem Beispiel in Abb. 10.20 sei die Überlagerung der Hochlaufzahlen für einen Vermeidungsprozess vor Beginn eines Infektionsprozesses für einen Impfprozess dargestellt, dessen Impfquote sich an der probabilistische Vorschau orientiert.

Für ein vorsorgliches Management der Pandemievermeidung sind alle Einrichtungen bereit zu stellen, die ein derartiges Management qualifizieren.

Eine Empfehlung geht dahin, dass – wenn es sich um Prozesse der Biologie – handelt ein Projektmanagement in enger Verbindung zu einem Total Quality Management (TQM) einzurichten.

Damit kann gewährleistet werden, dass alle wichtigen Einheiten, die für die Steuerung, das Management von Ressourcen, Zeiten und Qualitäten notwendig sind, in einem zentrale Ort – sei er digital oder präsent vernetzt- verbunden sind und übersichtlich und zusammenhängend dargestellt werden können.

10.4   Phasenplanung durch Netzplantechnik unterstützt

Ein vorsorgliches Management der Pandemieplanung kann durch eine Netzplantechnik, Abb. 10.21 unterstützt werden.

Netzplantechnik verknüpft die Managementaktivitäten durch die Festlegung der Reihenfolge in der sie voneinander abhängig sind, wenn sie auf zeitliche Intervalle projiziert werden.

Sie unterstützt damit die Planung von Ressourcen (Hardware, Kosten, Einsatzdauer) über Zeitintervalle hinweg und macht die Überprüfung der Leistung möglich. Dadurch wird es möglich Leistungsstände derart zu überwachen, dass bei deren Abweichung die Folgen auf die Zeitplanung offensichtlich werden.

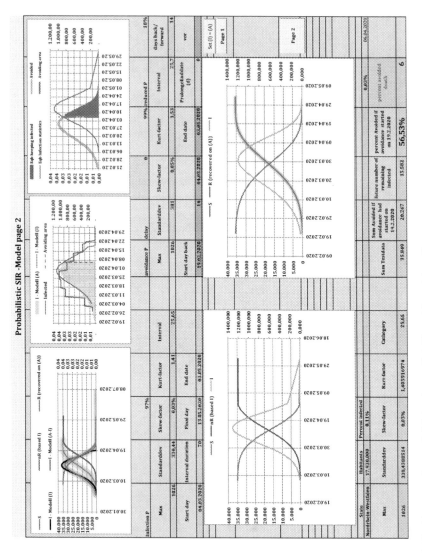

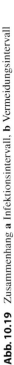

Abb. 10.19 Zusammenhang **a** Infektionsintervall, **b** Vermeidungsintervall

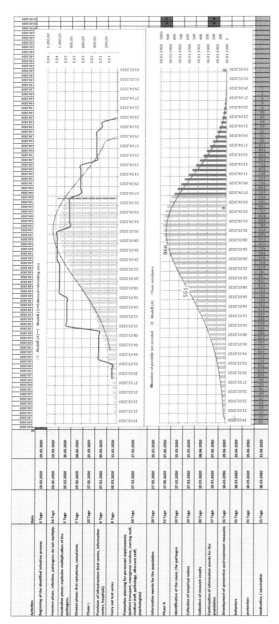

Abb. 10.20 Phasenplanung innerhalb einer statistisch/probabilistischen Betrachtung

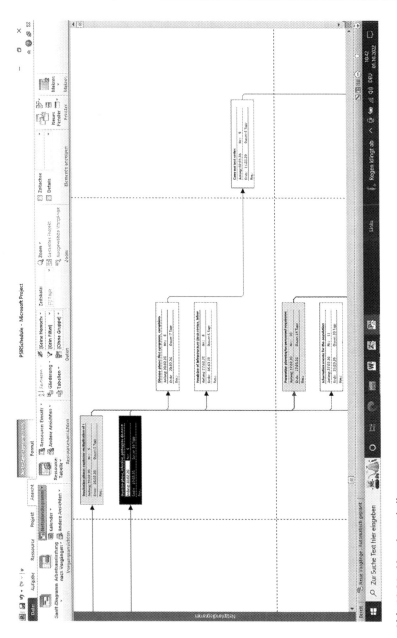

Abb. 10.21 Netzplantechnik

Die aus dem Netzplan generierten Daten können in einem Zeitdiagramm wiedergegeben werden, einem sogenannten Balkenplan, dessen einzelne Aktivitäten ihrer zeitlichen Länge nach, entsprechend ihrer untereinander existierenden Verknüpfung, dargestellt sind.

Entsprechend dem prozentualen Leistungsstand, der aus den kontinuierlichen Datenerhebungen hervorgeht, errechnet das Netzplantechniksystem den Leistungsstand, der, ist er übereinstimmend mit der Zeitvorgabe, ohne Einfluss auf die Länge der Dauer der jeweiligen Aktivität bleibt und damit auch keine Auswirkung auf die Folgeaktivitäten hat.

10.4.1 Phasenplanung Balkenterminplan

Ist hingegen der aktuelle Leistungsstand nicht übereinstimmend mit der Planung, so wirken sich die Folgen daraus auf das gesamte Zeitgebilde, dem Terminplan, Auszug Abb. 10.22.

Jede Aktivität (Vorgangsname) kann mit Ressourcen belegt werden, die da sind:

Planung

- der geplante Beginn
- die geplante Dauer
- die Verantwortlichkeit in Person
- die geplanten Kosten
- die Abhängigkeit zu Vorgänger- bzw. Nachfolger – Aktivität

Rhythmische Aktualisierung zum Zeitpunkt der Leistungsabfrage

- tatsächliche Beginn (Ist-Beginn)
- die tatsächliche Dauer (Ist-Dauer)
- die tatsächlichen Kosten
- die veränderte Abhängigkeit zu Vorgänger- bzw. Nachfolger – Aktivität

Ein Blick auf Abb. 10.23 verdeutlicht den Zusammenhang zum Vorgang Planung in dem dargestellt ist, in welcher Zeitspanne 8392 Impfungen geplant wurden, die in einer Tabelle dargestellt sind:

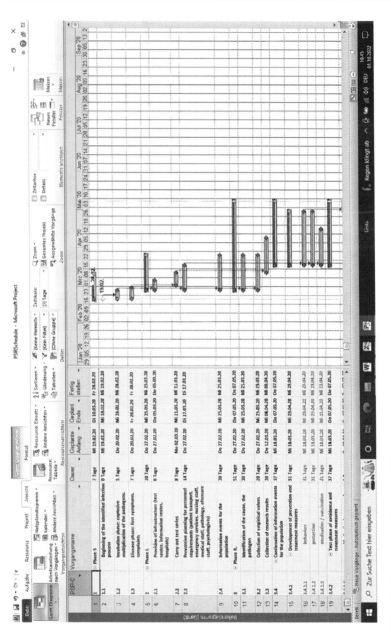

Abb. 10.22 Auszug Balkenplan/Terminplan

a

Datum Vermiedene Infektionen	notwendige Häufigkeit pro Tag	Summe notwendige Häufigkeiten der Impfungen pro Tag
05.03.2020	42	42
23.02.2020	48	90
24.02.2020	56	146
25.02.2020	64	211
26.02.2020	74	285
27.02.2020	85	370
28.02.2020	97	467
29.02.2020	111	577
01.03.2020	126	703
02.03.2020	143	846
03.03.2020	162	1.008
04.03.2020	183	1.191
05.03.2020	206	1.397
06.03.2020	231	1.628
07.03.2020	259	1.887
08.03.2020	289	2.176
09.03.2020	322	2.498
10.03.2020	357	2.855
11.03.2020	395	3.249
12.03.2020	435	3.685
13.03.2020	478	4.162
14.03.2020	523	4.685
15.03.2020	570	5.255
16.03.2020	619	5.874
17.03.2020	669	6.543
18.03.2020	721	7.264
19.03.2020	773	8.037

b

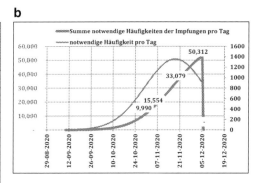

Abb. 10.23 **a** Planung der Summe der Häufigkeit, **b** Häufigkeiten Impfungen pro Tag

10.4.2 Planzahlen zur Summen und Häufigkeiten

Aus der Verbindung von Terminplanung und den korrespondierenden Impfquoten entsteht die Grundlage für die Kapazitätsplanung für die Ressourcen, die notwendig sind die Planzahlen praktisch umzusetzen.

10.4.3 Istzahlen zur Summen und Häufigkeiten

Betrachten wir nun den Ist-stand des Vorgang zu dem vorangegangenen Planvorgang für den Fall, dass der aktuelle Anfang, der 27.02.2020 4 Tage später sei als geplant, der aktuelle Anfang sei dann der 03.03.2020, (Abb. 10.24).

PSP-Code	Vorgangsname	Dauer	Berechneter Anfang	Geplanter Anfang	Berechnetes Ende	Fertig stellen	Aktueller Anfang	% Abgeschlossen
3.4.1.3	medication / vaccination	18 Tage	Do 27.02.20	Do 27.02.20	Mo 23.03.20	Mo 23.03.20	NV	0%

Ist-Daten

PSP-Code	Vorgangsname	Dauer	Berechneter Anfang	Geplanter Anfang	Berechnetes Ende	Fertig stellen	Aktueller Anfang	% Abgeschlossen
3.4.1.3	medication / vaccination	18 Tage	Mi 04.03.20	Do 27.02.20	Fr 27.03.20	Fr 27.03.20	Mi 04.03.20	0%

Abb. 10.24 a Planung der Summe aus Häufigkeit, b Häufigkeit der Impfungen pro Tag

10.4.4 Aktualisierung der Summen und Häufigkeiten in Bezug zur Planung

Im Zuge des Projektmanagements eines Infektionsvermeidungs-Projektes wird es erforderlich die Messdaten, also die Fallzahlen und deren Anzahl über die Zeit, also ihre Häufigkeit, zu beobachten und zu werten. Entsprechend sei eine Wertung aufgeführt, die aussagen mag:

- der Vermeidungs-Prozess ist „unter Kontrolle", die Änderungen aus den Erhebungen der Impfquoten in ihrer Häufigkeit erzeugen keine Veränderungen und damit auch nicht die Parameterwerte,
- der Vermeidungs-Prozess ist „außer Kontrolle", die Änderungen aus den Erhebungen der Impfquoten in ihrer Häufigkeit erzeugen Veränderungen und damit auch die Parameterwerte.

Diese Sachlage sei wie folgt in den Auswirkungen demonstriert in dem sich der Beginn des Startdatums für die Impfungen um 3 Tage verspätet, Abb. 9.18. Die zeitliche Verschiebung ist in einem Terminplan durch einen Versatz zwischen Plantermin und Isttermin erkenntlich für die Aktivität 3.4.1.3 medication/vaccination, (Abb 10.25).

Der Unterschied resultiert aus zeitlicher Verschiebung, sodass das geplante Mengengerüst der Planzahlen zur Summen und Häufigkeiten verändert wird,

17	3.4.1.1	Behaviors	31 Tage	Do 27.02.20	Do 27.02.20	Do 09.04.20	Do 09.04.20	NV	0%
18	3.4.1.2	protection	31 Tage	Do 27.02.20	Do 27.02.20	Do 09.04.20	Do 09.04.20	NV	0%
19	3.4.1.3	medication / vaccination	18 Tage	Di 03.03.20	Do 27.02.20	Do 26.03.20	Do 26.03.20	Di 03.03.20	0%
20	3.4.2	- Test phase of avoidance and treatment measures	34 Tage	Di 03.03.20	Do 27.02.20	Fr 17.04.20	Fr 17.04.20	NV	0%

Abb. 10.25 Terminverschiebung um 4 Tage

a

	Sum Avoided if avoidance had started on 29.2.2020	future number of remaining infected	percent Avoided if avoidance started on 29.2.2020	0,10%
Sum Testdata				percent avoided death
11.224	4.447	6.777	39,62%	4

b

	Sum Avoided if avoidance had started on 4.3.2020	future number of remaining infected	percent Avoided if avoidance started on 4.3.2020	0,10%
Sum Testdata				percent avoided death
11.224	3.131	8.093	27,90%	3

Abb. 10.26 Terminverschiebung um 4 Tage, **a** vorangegangene Impfquote, **b** Verschlechterung der Impfquote

derart, dass die Folgen auf die Impfquote und den damit verbundenen Vermeidungseffekte verschlechtert wird Abb. 10.26a, b.

In den statistischen Erhebungen seit Beginn der COVD-19 Pandemie hat sich ein Prozentsatz aus Todesfällen entwickelt, der nahe bei 0,10 % der Fallzahlen liegt. Entsprechend proportional dazu entwickelt sich daraus die Anzahl der vermeidbaren Todesfälle.

10.4.5 Gegensteuerung zur Abweichung von Ist zu Plan

Zur Gegensteuerung von Abweichungen zwischen Planterminen und Ist-Terminen und denen damit veranschlagten Ressourcen – Impfquoten – können helfen

- die Reduktion der Planzeit
- die Steigerungsrate der Ressourcen – Impfquoten – im zeitlichen Intervall
- die Reduktion der Planzeit und die Steigerungsrate der Ressourcen im zeitlichen Intervall

Es sei dargestellt, dass die Anpassung von Streumaß und Schiefe dazu beitragen können das geplante Ende und die geplante Impfquote eingehalten werden können. Die erwarteten Daten des Impfgeschehens werden wie folgt erwartet:

Max	Standarddev	Skew-factor	Kurt-factor	Interval
1141	731, 8	0,94%	1,43	67,1176471
Start day	Interval duration	Final day	End date	
07.03.2020		16.05.2020	06.04.2020	

Möge das Impfgeschehen „eingeholt" werden, so kann eine Steigerungsrate der Ressourcen – Impfquoten – im zeitlichen Intervall über das Streumaß s auf den Parameter σ in der Funktion auf eine Prozessänderung hinwirken, die in der Folge die Verzögerung aufholen kann, wenn auch unter komprimierten Umständen, (Abb. 10.27).

Max	Standarddev	Skew-factor	Kurt-factor	Interval
1141	200	0,60%	1,43	67,1
Start day back			End date	
01.03.2020	6	07.03.2020	20.03.2020	

Aus der Verbindung von Terminplanung und den korrespondierenden Impfquoten entsteht die Grundlage für die Kapazitätsplanung für die Ressourcen, die notwendig dafür sind die Planzahlen praktisch umzusetzen, Abb. 10.28a, b.

Seien also die Maßzahlen für geplanten Infektionsvermeidungsprozesse erarbeitet, orientieren sich daran die Maßzahlen für die Prozesse die in der **Vorbereitung** dafür notwendig sind. So stellen sich die Vorbereitungsaktivitäten für das Beispiel „Häufigkeit Impfungen pro Tag" derart dar, dass sie ebenfalls einer Kapazitätsplanung bedürfen für alle diejenigen sind, die der Erfüllung des Impfprozesses dienen.

Max	Standarddev	Skew-factor	Kurt-factor	Interval
1141	731,80	0,94%	1,43	67,10
Start day	**Interval duration**	**Final day**	**End date**	
04.03.2020	70	13.05.2020	21.05.2020	

Activities		Date	
Beginning of the identified infections process	1 Tag	16.02.2020	16.02.2020
Invasion phase, infection, pathogens do not multiply.	14 Tage	17.02.2020	05.03.2020
Incubation phase: explosive multiplication of the pathogens.	5 Tage	17.02.2020	21.02.2020
Disease phase: first symptoms, complaints	7 Tage	17.02.2020	25.02.2020
Phase I.	28 Tage	24.02.2020	20.03.2020
Provision of infrastructure (test center, information center, hospitals)	6 Tage	24.02.2020	02.03.2020
Carry out test series	8 Tage	26.02.2020	06.03.2020
Preventive planning for personnel requirements (patient transport, emergency services, nursing staff, medical staff, pathology, aftercare staff, psychologists)	3 Tage	24.02.2020	26.02.2020
Information events for the population	20 Tage	24.02.2020	20.03.2020
Phase II.	40 Tage	24.02.2020	17.04.2020
Identification of the causes, the pathogens	20 Tage	24.02.2020	20.03.2020
Collection of empirical values	28 Tage	24.02.2020	20.03.2020
Collection of research results	28 Tage	09.03.2020	03.04.2020
Continuation of information events for the population	37 Tage	27.02.2020	17.04.2020
Development of prevention and treatment measures	31 Tage	27.02.2020	09.04.2020
Behaviors	31 Tage	27.02.2020	09.04.2020
protection	31 Tage	27.02.2020	09.04.2020
medication / vaccination	21 Tage	27.02.2020	26.03.2020

Abb. 10.27 Phasenplanung – Anpassung innerhalb einer statistisch/probabilistischen Betrachtung

a

Datum Vermiedene Infektionen	notwendige Häufigkeit pro Tag	Summe notwendige Häufigkeiten der Impfungen pro Tag
05.03.2020	26	26
01.03.2020	33	59
02.03.2020	41	100
03.03.2020	52	152
04.03.2020	66	218
05.03.2020	84	302
06.03.2020	107	410
07.03.2020	137	546
08.03.2020	175	722
09.03.2020	225	947
10.03.2020	289	1.236
11.03.2020	366	1.602
12.03.2020	439	2.041
13.03.2020	355	2.396
14.03.2020	0	2.396
15.03.2020	0	2.396
16.03.2020	0	2.396
17.03.2020	0	2.396
18.03.2020	0	2.396
19.03.2020	0	2.396
20.03.2020	0	2.396
21.03.2020	0	2.396

b

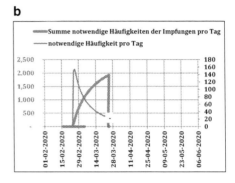

Abb. 10.28 Anpassung **a** Planung der Summe der Häufigkeit, **b** Häufigkeiten Impfungen pro Tag

Vorphasenplanung durch Netzplantechnik unterstützt

Die terminlich-kapazitive Planung und Steuerung der vorgenannten Prozesse verlangen eine zeit- und mengengerechte Vorbereitung für die Bereitstellung und Durchführung derselben. Alle im Folgenden aufgeführten Aktivitäten können ressourcenbehaftet sein, sodass jede davon einer wie vor dargestellten Art und Weise in Zeit und Menge gesteuert werden können. Dazu seien dazu Fragestellungen zu jeder der Phasen eingefügt:

Welche Menge in welcher Zeit mit welchen Ressourcen (Personal, Material)?
Phase I

- Bereitstellung Infrastruktur (Testcenter, Informationscenter, Hospitäler)
- Testreihen durchführen
- Vorsorgeplanung Personalbedarf (Krankentransporte, Notfalldienste, Pflegepersonal, ärztliches Personal, Pathologie, Nachsorgepersonal, Psychologen)
- Informationsveranstaltungen Bevölkerung

Phase R

- Identifizierung der Ursache, des Erregers
- Testreihen durchführen
- Sammlung Erfahrungswerten
- Sammlung Forschungsergebnissen
- Fortführung Informationsveranstaltungen Bevölkerung
- Entwicklung von Vermeidungs- bzw. Behandlungsmaßnahmen

© Der/die Autor(en), exklusiv lizenziert an Springer Fachmedien Wiesbaden GmbH, ein Teil von Springer Nature 2022
M. Hellwig, *Das probabilistische SIR-Modell (PSIR) im Pandemieprozess*, essentials, https://doi.org/10.1007/978-3-658-39596-4_11

11.1 Wellen vor der Welle

Wenn erkannt wurde, dass vorsorgliche Maßnahmen ein sich ankündigendes Infektionsgeschehen eindämmen können dann sind sie in der Form von – prosaisch genannt – „Wellen", wobei aus physikalischer Sicht die Bezeichnung nicht stimmig ist. Vielmehr hat die Vergangenheit der „COVID-19 Welle" gezeigt, dass nicht nur die

- „Impfwelle"

sondern auch die „Maskentragewelle" und die „Isolationswelle" in statistischer Ausprägung als Häufigkeitskurven sehr effektiv in einer gesamthaften „Vermeidungswelle" sind.

Wenn in dieser Arbeit vornehmlich die „Impfwelle" betrachtet wurde, so trifft für die anderen „Wellen" die gleiche Art der statistischen, managementmäßigen Betrachtung wie zuvor beschrieben zu.

Das trifft dann demgemäß auch zu für die Maßnahmen:

- behaviors/Verhalten: Kontakte einschränken, Hände regelmäßig waschen, Abstand halten, nicht mit den Händen ins Gesicht fassen, Einkaufswagen, Türklinken und Geländer nicht berühren,
- protection/Schutz: Maske tragen, Reisen einschränken,

die erforderlich wurden, (Abb. 11.1).

Erkenntlich wird, dass nicht alle vor genannten Maßnahmen in ihren Häufigkeitszahlen in Erhebungen erfassbar sind, wohl aber können Vorsorgemengen für Ressourcen zumindest geschätzt werden, wenn die exponentielle Entwicklung sichtbar wird.

So kann sich zur „Impfwelle" auch eine „Schutzwelle des Verhaltens" gesellen, für deren Einsatz Material und Personal erforderlich werden: Die Anzahl der Masken, der Desinfektionsflüssigkeiten.

Möge die „Schutzwelle des Verhaltens" einen Anfang haben, dann offensichtlich zusammen mit dem Bekanntwerden einer sich ankündigenden „Infektionswelle".

Entsprechend vorbereitender Maßnahmen kann ein anfängliches Infektionsgeschehen Abb. 11.2a durch

- Sofortmaßnahmen = „Maskentragewelle" und die „Isolationswelle" reduziert werden, Abb. 11.2b.

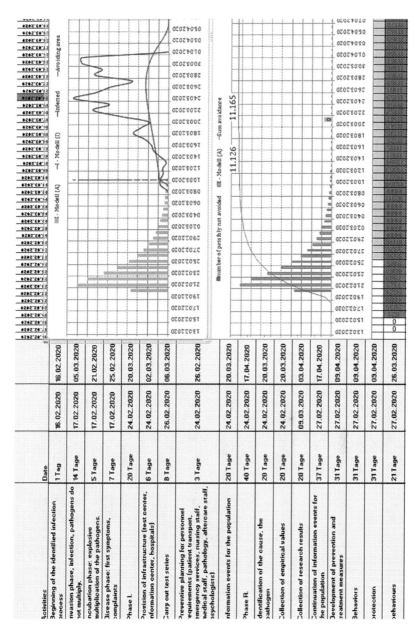

Abb. 11.1 Wellen vor der Welle

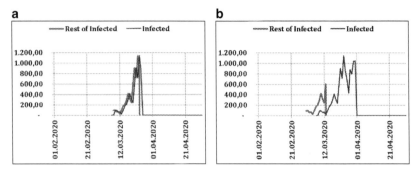

Abb. 11.2   **a** Anfängliches Infektionsgeschehen, **b** Sofortmaßnahmen = „Maskentragewelle" und die „Isolationswelle"

Zusammenfassung

Qualitätsmanagement und Projektmanagement sind in der Projektabwicklung untrennbar mit einander verbunden. Diese Prämisse kann auch auf das Infektionsmanagement übertragen werden, denn alle Prozesse und deren Aktivitäten, die der Verhinderung der Ausbreitung dienen, sind mit der Festlegung

- der Qualität der Ressourcen
- des Mitteleinsatzes derselben über die Zeit
- der Abhängigkeiten der Aktivitäten eines Prozesses in der erforderlichen Reihenfolge untereinander fest miteinander verbunden.

Die Prozesse wirksam zu beobachten gelingt mit den Methoden des Qualitätsmanagement über das dargestellte PSIR-Modell bei dem eine Vorausschau dadurch projiziert wird, dass die anfängliche Infektionsgeschwindigkeit über den Logarithmus ermittelt wird, der auf die nachfolgende exponentielle Entwicklung deutet. Eine Vermeidung einer „Welle" ist durch die Erstellung einer „Welle vor der Welle" möglich, wenn ein frühzeitiges Identifizieren der Art des Erregers möglich ist.

In den vorhergehenden Kapiteln wird erläutert, dass Infektionsprozesse mithilfe der bekannten Methoden aus Statistik, Stochastik und Wahrscheinlichkeitstheorie systematisch analysiert werden können. Der Fall einer biologischen Infektion wurde in der vorliegenden Studie berücksichtigt.

Der gleiche Weg kann auf andere Bereiche angewendet werden, dies umfasst jeden Infektionsprozess, einschließlich des digitalen. Die in allen Bereichen gleichermaßen zu berücksichtigende Angelegenheit ist die frühestmögliche Erkennung eines „Angriffs" auf den zu schützenden Organismus, sei es eine biologische, digitale oder organisatorische Struktur, jeglicher Art, deren Infektionsanfälligkeit zu Beginn rasch zunehmen kann. Infektionsrisiken bleiben aktiv,

© Der/die Autor(en), exklusiv lizenziert an Springer Fachmedien Wiesbaden GmbH, ein Teil von Springer Nature 2022
M. Hellwig, *Das probabilistische SIR-Modell (PSIR) im Pandemieprozess*, essentials, https://doi.org/10.1007/978-3-658-39596-4_12

solange sie beschrieben, beobachtet und gemessen werden können, solange sie nicht erkannt werden und ohne Widerstand sind.

Die Modellierung eines Infektionsgeschehens mittels den mit S.I.R. beschriebenen Methoden kann dadurch gewinnen, dass die in der Equibalancedistribution berücksichtigten Parameter für Schiefe und Kurtosis die tatsächliche Schiefe und Steilheit einer exponentiellen Ausprägung der Häufigkeitsverteilung eine gute Annäherung an den asymmetrischen Verlauf über die Zeit berücksichtigen.

Was Sie aus diesem *essential* mitnehmen können

- Über die neue Dichteverteilung kann dann auf eine qualitätsorientierte Wahrscheinlichkeit des jeweiligen Infektionsprozesses geschlossen werden.
- Dadurch erhält das COVID – Management eine funktions-gemäße Grundlage zur Steuerung der Komponenten Zeitplanung, Kostenentwicklung, Qualitätsmanagement und Personal – und Materialeinsatz.
- Eine vorsorgliche Betrachtung der Zukunft eines Infektionsprozesses kann dadurch unterstützt werden, dass das Verfahren nunmehr durch statistisch-probabilistische Analysen aus den Test-Datenmengen Schlüsse auf die nahe Zukunft des Infektionsprozesses schließen lässt.
- Auch das Zeitmanagement für die vorbereitenden Maßnahmen – Personal, Material, Infrastruktur – kann über Mengengerüste aus dem PSIR-Modell abgeleitet und mit der integrierten Netzplanungstechnik zeitnah gesteuert werden.

© Der/die Herausgeber bzw. der/die Autor(en), exklusiv lizenziert an Springer Fachmedien Wiesbaden GmbH, ein Teil von Springer Nature 2022
M. Hellwig, *Das probabilistische SIR-Modell (PSIR) im Pandemieprozess*, essentials, https://doi.org/10.1007/978-3-658-39596-4

Literatur

Datenerhebungen Fallzahlen und Genesen aus https://npgeo-corona-npgeo-de.hub.arc
gis.com/datasets/dd4580c810204019a7b8eb3e0b329dd6_0/explore?showTable=true;
https://github.com/jgehrcke/covid-19-germany-gae/blame/b9be1d8dfb3947b654edc960
6cc6619dcdef9942/cases-rki-by-state.csv#L2

Hellwig, Marcus, Springer Verlag 2017, „Der dritte Parameter und die asymmetrische Vari-
anz, Philosophie und mathematisches Konstrukt der Equibalancedistribution",

Hellwig, Marcus, Springer Verlag 2020 „Partikelemissionskonzept und probabilistische
Betrachtung der Entwicklung von Infektionen in Systemen Dynamik von Logarithmus
und Exponent im Infektionsprozess, Perkolationseffekte"

Landesgesundheitsamt Baden-Württemberg im Regierungspräsidium Stuttgart; „Handbuch
Betriebliche Pandemieplanung", zweite erweiterte und aktualisierte Auflage, Dezember
2010

„Phasen einer Infektionskrankheit", http://www.medizinfo.de/infektionen/allgemeines/pha
sen.shtml

© Der/die Herausgeber bzw. der/die Autor(en), exklusiv lizenziert an Springer   85
Fachmedien Wiesbaden GmbH, ein Teil von Springer Nature 2022
M. Hellwig, *Das probabilistische SIR-Modell (PSIR) im Pandemieprozess*,
essentials, https://doi.org/10.1007/978-3-658-39596-4

Printed in the United States
by Baker & Taylor Publisher Services